张立

教您如何治好颈椎病

——医患情景式对话故事书

张 立 编著

北京大学医学出版社

ZHANGLI JIAONIN　RUHE ZHIHAO JINGZHUIBING
——YIHUAN QINGJINGSHI DUIHUA GUSHISHU

图书在版编目（CIP）数据

张立教您如何治好颈椎病：医患情景式对话故事书/ 张立编著. —北京：北京大学医学出版社，2022.5

ISBN 978-7-5659-2150-6

Ⅰ．①张…　Ⅱ．①张…　Ⅲ．①颈椎 – 脊椎病 – 诊疗　Ⅳ．①R681.5

中国版本图书馆CIP数据核字（2020）第013679号

张立教您如何治好颈椎病——医患情景式对话故事书

编　　著：张　立
出版发行：北京大学医学出版社
地　　址：（100191）北京市海淀区学院路 38 号　北京大学医学部院内
电　　话：发行部 010-82802230；图书邮购 010-82802495
网　　址：http：//www.pumpress.com.cn
E-mail：booksale@bjmu.edu.cn
印　　刷：北京强华印刷厂
经　　销：新华书店
项目策划：驰康传媒　**责任编辑**：袁朝阳　**责任校对**：龚丽霞　**责任印制**：李　啸
开　　本：710 mm×1000 mm　1/16　印张：12.75　字数：200 千字
版　　次：2022 年 5 月第 1 版　2022 年 5 月第 1 次印刷
书　　号：ISBN 978-7-5659-2150-6
定　　价：80.00 元

本书由
北京大学医学出版基金资助出版

内 容 提 要

　　本书以故事书的形式全面阐述了颈椎病及其就医诊治和康复保健知识，具有严谨的科学性、趣味的可读性、有效的可操作性，既是一本适合普罗大众兴趣阅读的故事书，也是一本指导颈椎病患者就医、生活和康复的学习用书。

　　颈椎病是怎么回事儿？得了颈椎病能好吗？颈椎病如何治疗？在生活中如何预防颈椎病的发生？平时如何加强对自己颈椎的保健和防护？本书采用了全新的情景对话及小说故事的写作风格和模式，虚拟了几位颈椎病患者，描述了他们生病、看病就医、治疗康复的过程。通过不同人物不同的患病就诊故事和医患对话内容，将颈椎病的有关基础知识，颈椎病的分型，各型不同的症状和疾病特点，颈椎病的相关检查，治疗原则，保守治疗的总纲，理疗、药物治疗，以及颈椎的康复保健、日常生活、运动与预后等内容，精彩纷呈地展示给了读者。

写给亲爱的读者

　　得了颈椎病就要去医院看病！然而，很多人却不知道怎么向医生描述自己的病情，也听不懂医生关于疾病的解释，抓不住关键信息，无法积极配合医生的检查和治疗。对于颈椎的康复和保养，还有相关预防措施，更是一头雾水！

　　颈椎病是种什么病？得了颈椎病能好吗？颈椎病如何治疗？在生活中如何加强对自己颈椎的保健和防护，怎样预防颈椎病的发生？对于那些已经得了颈椎病的病友，颈椎病的潜在人群，还有那些积极关注自己颈椎健康的人们，出版一部简洁明了地介绍颈椎病知识的科普图书实在太有必要了！

　　多年前，笔者曾编辑出版了一本关于颈椎病的科普书《颈椎病专家答疑》。该书在市场上广受欢迎，多次重印，共发行约 3.9 万册，并荣获第一届"北京市优秀科普作品奖"优秀奖。其后笔者又在网络媒体上发表了 100 余篇关于颈椎病的科普文章，深受读者欢迎。

　　为了编写一部更为引人入胜，读者爱不释手的颈椎病科普书，避免使用太多晦涩难懂的学术术语，笔者此次特地采用小说故事的写作形式，虚拟了宋教授、杨女士、老吴、老赵、小胡、钱先生、韩大妈等几位颈椎病患者，通过不同的人物、不同的病情，用全新的场景式对话模式描述了他们生病、就医、治疗和康复的过程，生动形象地介绍了颈椎的解剖功能，颈椎病类型，各类颈椎病的症状、体征特点，颈椎病诊断检查、诊断标准、治疗原则、运动康复治疗、药物治疗、手术治疗，以及颈椎的保健预防等内容。书中的这些人物可能就是您的街坊邻居、亲戚，或者同事、朋友，他们身上发生的故事，他们的发病就医过程，他们的思绪变化也许与您相仿，或正是您的就医故事的翻版……

　　笔者现工作于北京大学第三医院（北医三院）骨科，工作 30 年来诊治了大量颈椎病患者，积累了一定的经验。颈椎病诊治是北医三院传统优势之一。希望本书能为广大颈椎病患者答疑解惑，带来曙光！

张　立　主任医师

北京大学第三医院骨科

目　录　Contents

第 1 章　快速了解颈椎病 /1

一、颈椎病及易得颈椎病的高危人群 /2

　　1. 什么是颈椎病 /2

　　2. 人为什么会得颈椎病 /2

　　3. 什么人容易得颈椎病 /2

二、颈椎病的治疗方法与选择 /3

　　1. 得了颈椎病应如何选择治疗方法 /3

　　2. 治疗颈椎病的非手术疗法有哪些，效果如何 /3

　　3. 治疗颈椎病的微创方法有哪些，效果如何 /4

　　4. 治疗颈椎病的手术方法有哪些 /4

　　5. 颈椎病手术疗效如何，风险怎样 /5

第 2 章　与颈椎病有关的基础知识 /6

一、颈椎——承接头颅与躯干 /7

二、颈椎间盘是颈椎椎体之间的弹性连接结构 /13

三、重要的颈部脊髓和神经根 /18

四、重要但娇嫩的颈脊髓需要颈椎来保护 /21

第 3 章　颈椎病是怎么回事儿 /24

一、颈椎病是退变老化性的疾病吗 /25

二、椎间盘是人体最早出现退变的组织之一 /27

三、颈椎的退变与老化是人体老化的一部分 /31

四、颈椎长了骨赘（骨刺）就是颈椎病吗 /33

五、颈椎病的发病状况如何，哪些人容易得颈椎病 /35

1

六、颈椎病和颈椎的骨赘（骨刺）会癌变吗 /40

七、颈椎病有哪几种类型 /43

第 4 章　关于颈椎病的影像检查 /45

一、X 线片是颈椎病最基本的检查 /46

二、CT 在颈椎病检查中的应用 /50

三、磁共振成像（MRI）在颈椎病诊断中的作用 /52

四、体内有金属能进行磁共振检查吗 /57

五、幽闭恐惧症患者难以进行磁共振检查 /59

六、如何选择 X 线、磁共振、CT 检查来诊断颈椎病　　 /60

七、放射科报告椎管狭窄，我该怎么办 /62

第 5 章　颈椎病的治疗目标和预后 /67

一、得了颈椎病能治好吗，预后怎么样 /68

二、得了颈椎病是选择保守治疗还是手术治疗呢 /69

三、颈椎病通过保守治疗痊愈后，为什么又容易复发 /71

四、颈椎病保守治疗的目标是消除症状，还是消除颈椎的骨刺 /75

第 6 章　颈椎病的保守治疗 /78

一、颈椎病患者需要充分的休息与颈部固定制动 /79

1. 颈部的充分休息是治疗颈椎病的基础和关键 /79

2. 卧床休息对于颈椎病的保守治疗很重要 /81

3. 颈围领在颈椎病治疗中的作用 /84

二、颈椎病可以用药物来治疗 /86

1. 药物治疗时要注意药物的名称 /86

2. 颈椎病无须强忍疼痛 /89

3. 颈椎病患者最常用的第一阶梯非甾体类抗炎镇痛药 /92

4．非甾体类抗炎镇痛药的不良反应 /94

5．新一代的非甾体类抗炎镇痛药更少出现不良反应 /96

6．非甾体类抗炎镇痛药不是抗生素 /98

7．不要首先使用第二三阶梯的麻醉性镇痛药 /99

三、理疗、牵引、推拿、按摩与颈椎病 /102

1．大多数颈椎病患者都可以采用的颈椎牵引疗法 /102

2．颈椎病也可以采用康复理疗 /104

3．颈椎病不能接受重手法的推拿按摩 /107

四、颈椎病还可以采用中医中药治疗 /112

五、颈椎病的保守治疗应当采用综合疗法 /114

六、既有颈椎病，又有糖尿病，保守治疗有点尴尬 /116

七、应当加强颈项部的肌肉锻炼 /119

第 7 章　得了神经根型颈椎病怎么办 /123

一、神经根型颈椎病是怎么回事儿 /124

二、神经根型颈椎病需要和肩周炎相鉴别 /128

三、神经根型颈椎病需要和腕管综合征相鉴别 /130

四、神经根型颈椎病需要和肘管综合征相鉴别 /131

五、神经根型颈椎病需要和网球肘相鉴别 /132

六、神经根型颈椎病需要和冠心病相鉴别 /133

七、神经根型颈椎病以保守治疗为主 /134

八、神经根型颈椎病到了什么程度就应当手术治疗了 /137

第 8 章　得了交感型和椎动脉型颈椎病怎么办 /141

一、交感型颈椎病症状的多样性 /142

二、交感型颈椎病的影像学变化不具有特征性 /144

三、需要和交感型颈椎病相鉴别的疾病 /145

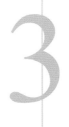

四、交感型颈椎病以保守治疗为主 /147

五、交感型颈椎病易于复发 /150

第 9 章　得了脊髓型颈椎病怎么办 /152

一、脊髓型颈椎病对肢体活动影响是最大的 /153

二、脊髓型颈椎病是怎么回事儿 /155

三、脊髓型颈椎病需要和脑血管意外相鉴别 /157

四、脊髓型颈椎病需要和帕金森病相鉴别 /158

五、脊髓型颈椎病需要和运动神经元病相鉴别 /159

六、绝大多数的脊髓型颈椎病都需要手术治疗 /160

第 10 章　得了颈项肌筋膜炎怎么办 /162

一、颈型颈椎病、颈项肌筋膜炎，还有落枕是怎么回事 /163

二、颈项肌筋膜炎如何治疗 /165

第 11 章　关于颈椎的康复保健、日常生活
##　　　　　　与运动 /168

一、颈椎病是可以预防的 /169

二、生活工作中要注意对颈椎的保护 /170

三、选择健康舒适的枕头很重要 /175

四、颈椎病高危人群正确的颈部锻炼方法 /180

五、游泳对于颈椎病高危人群是最好的锻炼方法 /182

六、健步走是一项安全有效的全民健身措施 /184

七、剧烈运动要当心 /186

八、驾驶私家车及长途旅行要注意保护颈腰椎 /188

4

第 **1** 章

KUAISU LIAOJIE JINGZHUIBING

快速了解颈椎病

一、颈椎病及易得颈椎病的高危人群

随着生活水平的普遍提高，人们越来越关注自己的健康状况，包括颈椎病在内的许多老年性疾病越来越成为人们普遍关注的话题。

1. 什么是颈椎病

颈椎病是随着年龄增长而出现的退变老化性疾病。颈椎退变老化后，导致邻近的脊髓、神经、血管和食管等重要组织结构受到影响，并出现相应的临床症状，称之为颈椎病。

2. 人为什么会得颈椎病

随着年龄的增长，人体各器官系统都会逐渐退变老化，这是自然的生理老化现象。就如同人老了脸上会逐渐出现皱纹、头发会慢慢变白、牙齿会逐渐脱落一样，颈椎的退变老化也是人体自然退变老化的一部分，是不可抗拒的自然规律。

随着年龄的增长，每一位中老年人的颈椎都会有不同程度的退变和老化。但是，仅有少数人会因此而刺激或压迫邻近的脊髓、神经、血管和食管等重要组织结构，并出现相应的临床症状，这样就得了颈椎病。根据患者临床症状的不同，颈椎病主要可以分为神经根型、交感型和脊髓型，而食管型较少见，患者可以有颈肩背痛，肢体的麻木、疼痛、无力、活动不灵活、头晕头痛或吞咽困难等症状。

3. 什么人容易得颈椎病

由于颈椎病的发病基础是颈椎的退变老化，因此，随着年龄的增长，其发病率逐渐增加，成为广大中老年人的常见疾病。此外，长期伏案工作的人员、头颈部活动频繁，以及从事颈部易受伤职业的人员，其颈椎劳损增加，退变老化的速度也可能会比一般人更快一些，因而也成为颈椎病的高发人群。

二、颈椎病的治疗方法与选择

1. 得了颈椎病应如何选择治疗方法

不同类型的颈椎病，其治疗原则是不同的。

在颈椎病患者中，神经根型占 60% ~ 70%，交感型大约占 10% ~ 20%。这两型颈椎病中，绝大多数采用非手术疗法可获满意效果并可望治愈，是首选的治疗方法；少数长期接受严格的非手术疗法不能痊愈，或症状反复发作者，可以考虑手术治疗；少数病情严重者也可以考虑早期手术治疗。

脊髓型在颈椎病中占 10% ~ 20%，对人的运动功能危害最大，绝大多数非手术疗法无效，一经诊断应当尽早接受手术治疗。

此外，保守治疗无效的神经根型和交感型颈椎病，也可以考虑采用微创治疗。

2. 治疗颈椎病的非手术疗法有哪些，效果如何

目前临床上采用的各种非手术治疗方法，主要是通过颈部的休息（包括卧床休息及颈部围领制动），口服或外用抗炎镇痛、活血化瘀的中西药物，局部理疗、牵引或轻手法肌肉放松按摩等措施，减轻颈部的神经、血管受到颈椎退变因素刺激压迫后所造成的无菌性炎症反应和局部充血肿胀，达到在一定程度上缓解患者临床症状的目的。这其中，颈部的休息是确保非手术疗法有效的必不可少的基本内容。

由于颈椎的退变老化是自然的生理过程，因此颈椎病非手术治疗的目的并不是要消除所有的椎间盘突出、骨刺增生，以及颈椎不稳定等影像片子上

的退变老化表现，而只是缓解或者消除这些颈椎退变老化所导致的相应临床症状；只是在非手术治疗不能有效缓解症状的情况下，才考虑通过手术的方法去除那些引起患者症状的颈椎退变老化因素。

非手术疗法简单方便，并发症少，费用低廉，患者易于接受，是治疗神经根型和交感型颈椎病的最主要、最基本、也是首选的治疗方法。正确地综合应用各种非手术疗法，大部分神经根型和交感型颈椎病患者可望得到治愈或有效缓解。

但是颈椎的按摩治疗，特别是重手法的大力推拿按摩，由于存在导致病情加重、甚至瘫痪的风险，因此慎重采用。特别是存在着明确的椎间盘突出、骨质增生、颈椎不稳定、椎管狭窄、颈椎后纵韧带骨化或是脊髓型颈椎病的情况，应当属于颈椎推拿按摩的禁忌。

绝大多数脊髓型颈椎病患者采用非手术治疗是无效的，一经诊断，应当尽快手术治疗。

3. 治疗颈椎病的微创方法有哪些，效果如何

目前，大多数的神经根型和交感型颈椎病也可以采用微创治疗，所采用的方法有神经根封闭、射频消融术、硬膜外封闭等。一般来说，其疗效要优于非手术治疗，特别是起效快，与非手术治疗相结合，效果更好。但微创治疗也是有创伤的，有感染及病情加重的风险；而且，其疗效往往比手术治疗要差，同时，其复发率较高，与非手术治疗相当，限制了微创治疗的应用。目前，绝大多数的脊髓型颈椎病采用微创治疗是没有效果的，还存在病情加重及感染的风险。

以前曾经采用过的激光间盘汽化术、胶原酶或者臭氧髓核溶解术等，由于疗效不肯定、且存在感染及病情恶化加重等风险，目前已基本淘汰。

4. 治疗颈椎病的手术方法有哪些

需要接受手术治疗的患者，医生会根据患者的临床表现，结合 X 线片、磁共振及 CT 等影像学检查资料，决定不同的手术方式，目前主要分为颈椎

前路手术和后路手术两大类。

目前的颈椎前路手术是从颈椎前方切除增生的骨刺和突出的椎间盘，甚至直接切除退变严重导致椎管狭窄的椎体中央部分，直接解除对脊髓、神经根的压迫；同时在椎体之间植入椎间融合器（内含自体骨、人工骨或异体骨等）、钛网（内含自体骨、人工骨或异体骨等）或 3D 打印的钛合金工人椎体等，同时使用适当的内固定钛板等方式予以妥善固定，使手术减压的椎体间达到骨性融合，使颈椎获得重新稳定；或者在减压后的椎体间植入人工椎间盘，使神经功能改善的同时，还能保持颈椎椎体之间的活动。颈椎前路手术，绝大多数采用植骨融合的方式，只有少数颈椎没有明显退变的患者，可以采用人工椎间盘置换手术。

颈椎后路手术可以扩大颈椎管、直接解除来自脊髓后方的压迫；同时，椎管开大后，拓宽了脊髓所在的空间，使受到压迫的脊髓可以向后方退让，可以间接解除来自脊髓前方的骨刺、椎间盘突出或后纵韧带骨化等因素对脊髓的压迫。椎管开大后，需要一些内固定的材料和措施，维持椎管开大的情形。同时，对于颈椎明显不稳定的情况，可以同时加用适当的颈椎后方内固定和植骨融合，使颈椎能够重新获得长期稳定，避免症状的复发。

5. 颈椎病手术疗效如何，风险怎样

相对于其他的骨科手术而言，颈椎的手术操作相对复杂、风险较大，应当由具有丰富临床经验、娴熟的手术技巧的专科医师来施行手术操作。只要术前诊断明确，选用正确的手术方式，绝大多数患者疗效满意。在接受手术治疗的颈椎病患者中，95% 以上的神经根型颈椎病、90% 以上的脊髓型颈椎病疗效满意，可以获得痊愈，恢复正常的工作与生活，较少出现各种并发症，死亡及不可逆性神经损害等严重并发症极少见；但目前认为，交感型颈椎病选择手术应当慎重。

第 **2** 章

YU JINGZHUIBING

YOUGUAN DE JICHU ZHISHI

与颈椎病有关的基础知识

一、颈椎——承接头颅与躯干

46 岁的宋编辑在北京某出版社工作，平时工作很忙，上班的时候不是看文稿，就是对着电脑查资料。

在连续加班一两个星期以后，宋教授逐渐感到脖子疼痛，越来越严重，而且从右边肩膀向右上臂、右前臂和手指出现了像放电一样的麻木疼痛的症状。

宋教授办事细致认真，先在网上简单查了一下，嗯，这些情况有点像颈椎病啊！哪家医院好呢？

宋教授又查到颈椎病的临床研究和治疗方面，北医三院骨科在国内外久负盛名，居于领先地位。

嗯，同在北京，方便！

于是宋教授到北医三院骨科来看病了，给宋教授接诊的张医生详细询问了宋教授的症状情况，认真进行了体格检查，并进行颈椎 X 线检查和磁共振检查后，告诉宋教授他得了颈椎病，是神经根型颈椎病。

宋教授平素身体健康，之前没有颈椎的毛病，也没有太关注过颈椎的情况，更是不大了解颈椎病。办事细致认真的宋教授，对很多问题总愿意搞清楚前因后果、来龙去脉，现在关乎自己的健康问题，当然更应该搞得清楚一些。

颈椎病是怎么回事呢？怎么会得颈椎病呢？颈椎是什么样子呢？宋教授还想更进一步地了解一些相关知识。

一天下午，张医生特地抽出时间，给宋教授进行了耐心细致的讲解。

"我们要了解颈椎病，首先就要知道颈椎长什么样子，"张医生拿起桌上的颈椎模型，说道："这是 1∶1 大小的颈椎模型，也就是说，这和我们人的颈椎是一样大小的。这是用来教学的，医学生和骨科医生用它学习了解颈椎的结构，学习了解颈椎病的知识，包括手术操作呀、发病机制什么的，还用于骨科医生向患者进行科普宣教。这个模型做得非常接近于真实情况，今天我们就用它来和您讲讲，怎么样？"

"太好了！有了教具，会帮助我学得快一些！"宋编辑高兴地说道。

"好，现在先给您讲讲颈椎是怎么回事儿吧！"

"俗话说，头颈相连。我们硕大聪明的脑袋下面就是我们的脖子了，"张医生对宋教授继续说道，"脖子是颈部的俗称。我们的脖子，也就是颈部，里面最重要的结构，就是这个颈椎了。颈椎里面就是从大脑贯穿到躯干四肢的脊髓神经，颈椎起到连接我们的头颅和躯干的重要作用，还保护走行在其内部的脊髓神经。当然了，在我们这个颈椎的骨头的两侧，还有非常重要的颈部血管，前边有气管和食管，左右还各有一个甲状腺，前后还有肌肉，再外面覆盖皮肤后，就形成了我们看得见的脖子了。"

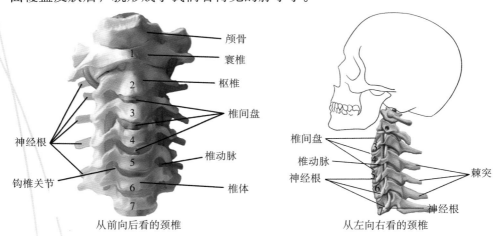

图 2-1　颈椎模型的正侧位

张医生接着说道："颈椎共有 7 块颈椎骨。"

宋教授若有所思，"我懂了，以前我带孩子去动物园的时候，讲解员也是这么说的。好像所有哺乳动物的颈椎骨数目都是 7 个，这和我们人类是一样的，海里的鲸和海豚，虽然头和躯干浑然一体，分不清楚它们的脖子在哪里，但它们和拥有长脖子的长颈鹿一样，颈椎骨的数目也都是 7 个。"

"是的，您的知识很丰富。"张医生指着颈椎的模型，继续说道，"我们 7 个颈椎的命名是根据其从上到下的排列顺序，用数字序号命名的。"

"最上边的这个是头骨吧，被截去了一大半。"宋教授指着颈椎的模型说道。

"头骨是老百姓的说法，医学上的规范名称叫做颅骨，颈椎上边的这一块颅骨叫作枕骨。"张医生纠正说道。

"哦，颅骨。这个模型把绝大部分的颅骨都截去了，就是为了突出颈椎吧！"宋教授接过张医生手里的颈椎，又接着问道，"按您说的用数字序号命名颈椎的椎骨，那紧接着枕骨下面的就是第 1 颈椎啰？"

张医生笑着说道，"是的，您学得很快的。这个处于颈椎最上端的椎骨，的确叫作第 1 颈椎，但我们骨科医生常常把它称作寰椎。"

"寰椎？名字怪怪的！"

"不仅名字怪怪的，形状样子也怪怪的。"张医生继续解释道。

"哦，我知道这个第 1 颈椎为什么叫寰椎了！是不是因为它长得像圆环状啊？"宋教授拿着颈椎模型前后左右仔细端详了一会儿，自言自语说道。

"很正确！"张医生点头赞许，"这个寰椎的确长得像圆环状。"

"那这个第 1 颈椎下面的是不是就是第 2 颈椎了？它的样子也是怪怪的。"宋教授仔细端详着颈椎模型，继续自言自语说道。

"是的，这个第 2 颈椎也是名字和样子怪怪的，我们骨科医生常常称它为枢椎。"

"shu 椎？名字更怪！哪个 shu 啊？"宋教授满脸狐疑。

"是枢纽的枢啊！您看啊，从前面看，这个枢椎上方有一个像手指头一样向上的凸起，这个凸起的形状也有点像一颗牙齿，所以被称为齿突。寰椎前面围绕着这个齿突构成一个关节，可以较大范围地左右旋转，咱们头颈部左右旋转活动的一半是由这个关节完成的。"

"我知道了，由于这个第 2 颈椎的齿突是头颈部旋转活动的枢纽所在，所以第 2 颈椎又被称为枢椎，是这样的吗？看来这个命名还是很形象的哈！"宋教授又接过话来。

"完全正确！您不当骨科医生简直是屈才了！"张医生又开始夸宋教授了，"而寰椎和头颅枕骨之间，左右还各有 1 个关节，我们颈部屈伸活动，也就是低头与仰头动作的一半是由这个关节完成的。"

"我们的头部经常要左顾右盼、东张西望、前仰后合，有些时候还要交头接耳，这些动作都需要我们的颈椎来完成。这其中一半的工作是由枕骨与样子怪怪的寰椎和枢椎一起完成的，而颈部另一半的屈伸和旋转活动则由其他的几个椎骨之间的关节共同完成。"

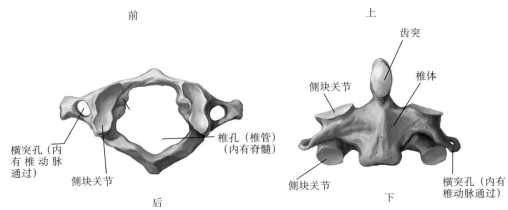

图 2-2　从上向下看的寰椎和从前向后看的枢椎

"正常人颈部的活动范围是比较大的，颈部极度前屈低头时，下颌颏部也就是平常我们所说的下巴颏是可以抵触到前胸壁的；颈部极度后伸仰头时，面部可以大致接近水平位置，下颌颏部与喉结可以接近处于同一垂直线上；颈部左右侧屈歪头时，耳朵可以几乎与肩部相接触；颈部左右旋转转头时，下颌颏部也可以接近肩部。随着年龄的增长，颈部向各个方向的活动度会慢慢逐步变小。许多正常的老年人，回头时不得不整个回转身体，主要原因就是由于随着年龄的增长，颈椎和腰椎的活动度减少而导致的。"

听着张医生的介绍，宋教授也不由自主地低头仰头，左右转了转自己的脖子。

"我们头颅最下面的枕骨，和这个寰椎，也就是第 1 颈椎，还有这个枢椎，也就是第 2 颈椎，这个区域被骨科医生称为颅椎区，又被称为上颈椎。"张医生指着颈椎模型，继续向宋教授解释道。

"这个区域与下面几个颈椎骨的形状功能差别比较大，所发生的疾病与下面几个颈椎的差别也比较大。您已经看过我先前写的'快速了解颈椎病'的内容了，也应该知道颈椎病是属于随着年龄的增长而出现的退变性疾病了。目前的医学研究发现，颈椎的退变老化一般只出现在下颈椎，而上颈椎这个区域是不大容易出现退变老化的，因此也就不大容易出现颈椎病；而常常容易出现先天畸形、发育异常或者是被忽略的陈旧性损伤，这些原因也可以导致脊髓刺激或受压，从而引起四肢麻木无力等脊髓损害的症状，容易与脊髓型颈椎病混淆。

"所以，上颈椎和下颈椎，不仅名称、形状、功能差别比较大，所发生的疾病差别也比较大。"

"哦，原来如此，"宋教授若有所思，"您刚才说的下颈椎是不是就是枢椎下面的那几个颈椎了呢？我看它们长得都比较像啊！"宋教授指着颈椎模型继续问道。

"哦，是的，您说得完全正确，这几个颈椎的确长得比较像，"张医生再次向宋教授伸出了大拇指，然后又从桌上拿起另一整个脊柱的模型给宋教授看，"而且，它们和这个胸椎，还有腰椎的椎骨长得也都比较像，所以从枢椎向下的这几个颈椎，它们都统称为下颈椎。它们也不像刚才我们提到的寰椎和枢椎一样有自己特殊的名字，只有按照数字顺序给它们命名了。"

张医生又从桌上拿起一个单个的颈椎椎骨的模型给宋教授看，"刚才那个是连在一起的整个颈椎的模型，这个是单个的下颈椎椎骨的模型。由于从第 3 至第 7 颈椎，整个下颈椎的每个椎骨都长得太像了，所以我也很难分清楚这到底是哪一个颈椎的椎骨了。"

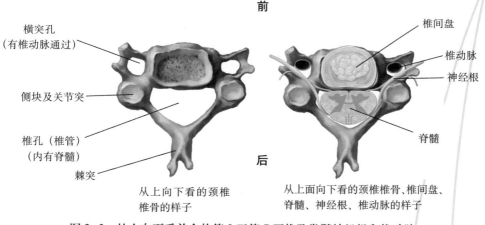

图 2-3　从上向下看单个的第 3 至第 7 颈椎及脊髓神经根和椎动脉

"您看啊，第 3 至第 7 颈椎，每一节椎骨都是由前方较大的椎体和后部呈弓形的椎弓围成一个大孔，这被称为椎孔。所有的椎骨，包括刚才提到的寰椎和枢椎，排列连接起来以后，各个椎骨的椎孔也相互连成一个长的管道，称为椎管。椎管中间容纳从我们聪明的大脑向下延续的脊髓，还有包在脊髓表面的硬脊膜。"

张医生把整个的颈椎模型转到后面，指着给宋教授继续说道："从枢椎向下到第 7 颈椎，每节椎骨后面都有一个向后方的尖尖的凸起，这被称作棘突。您看这里，枢椎的棘突长而粗大，末端分叉，是最上方最大的棘突，而寰椎是没有棘突的，颈 7 的棘突是下面几个椎骨里面最大的，又被称为隆突。颈 2 和颈 7 的棘突是 X 线检查、手术，还有我们医生进行临床查体时重要的定位标志。医生在对患者进行临床查体的时候，触摸找到了枢椎和颈 7 的棘突，其他各个颈椎的棘突按顺序就容易找到了。"

"脖子细长，比较瘦的人可以用手指在自己的颈后部摸一摸，后发际附近最上面、最大的骨突起就是枢椎的棘突了。"

"我不胖，脖子后面的赘肉不多，"宋教授说着，低下头，摸了摸自己的脖子后面，自言自语道，"我还真摸到了自己的颈椎棘突了，嗯，这是枢椎的棘突，这大概就是颈 7 的棘突了吧，嗯，中间这几个的棘突好像摸得不大清楚嘞！"

张医生："是啊，找得很正确，您学得很快啊！"

"还真有些特别瘦的人，摸到自己脖子后面颈椎的棘突，以为凸起很大，以为和别人不一样，跑来找我们看病的。其实他们和别人不一样的原因可能就是比别人瘦了许多吧，即使他们的颈椎棘突真的比别人大那么一点点，那也是属于正常范围内的个体差异吧。就像我们大家有的高一点，有的矮一点；有的胖一点，有的瘦一点，这都属于正常范围，不必过分紧张。"

张医生从桌子上拿起另一个整个脊柱的模型，继续说道，"您看啊，在自然的生理状态下，人体的脊柱，从正面看是一条直线，而从侧面看则是具有 4 个弯曲的曲线，这被称作脊柱的生理性弯曲。它们分别是颈椎生理性前凸、胸椎生理性后凸、腰椎生理性前凸及骶尾段的生理性后凸。脊柱的这几个生理性的弯曲，可以使脊柱具有像弹簧一样的功能，既可以增加负重，又可以吸收震荡，减少对头颅的冲击力，可以有效地保护我们的大脑。"

"由于颈椎间盘前部的高度比后部要高一些，结果使颈椎的 7 个椎骨排列成轻弧形的前凸状，形成颈椎的生理性前凸。在出生前的胎儿时期，颈椎是后凸的；婴幼儿开始坐起后，颈椎又逐渐变为前凸；在青年期至壮年期，绝大多数人的颈椎是保持前凸状的；进入老年后，由于颈椎的退变，部分人的颈椎可以逐渐变直或者变为后凸，当然也有部分老年人的颈椎变得前凸更重。在成年人，颈椎前凸也并不是一成不变的，可以有 7% 的正常人其生理性前凸消失，甚至有 2% 的正常人反而出现后凸。但一般来说，颈椎生理性前凸消失，甚至变为后凸，是由于椎间盘发生变性、退变、椎间盘变薄或椎间盘

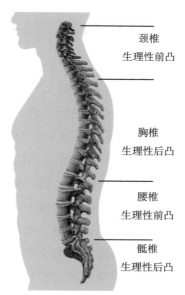

颈椎
生理性前凸

胸椎
生理性后凸

腰椎
生理性前凸

骶椎
生理性后凸

图 2-4　脊柱的生理弯曲

向后方突出所导致的。因此，颈椎生理前凸消失或变为后凸往往是颈椎出现
退变的标志之一，所以，老年人比较容易出现颈椎变直或者变为轻微的后凸。"

二、颈椎间盘是颈椎椎体之间的弹性连接结构

宋教授拿起颈椎模型，问张医生，"这个颈椎前方两节椎体之间的那个东
西是不是就是您刚才说的椎间盘啊？我听说过腰椎间盘突出症这个名称，我
知道腰椎是有椎间盘的，颈椎也有椎间盘吗？"

"颈椎当然也有椎间盘了！"张医生肯定地说，"无论是颈椎、胸椎还是
腰椎，每两个相邻椎体之间，都是有椎间盘连接起来的。哦，对了，补充一下，
在特殊的寰椎和枢椎之间是没有椎间盘的。只不过由于腰椎疾病发病率比颈
椎要高，而且腰椎间盘突出症这个名词经过满天飞的广告轰炸，很多老百姓
都已经耳熟能详了；而骨科医生的教科书以及给患者下的诊断里面，往往只

13

写颈椎病，一般也不提或者很少提到颈椎间盘突出症这个说法，所以大多数老百姓也就不知道颈椎也还有椎间盘了。"

"原来如此，"宋教授似懂非懂的样子，"这个颈椎模型的椎间盘摸起来不硬不软的，还有弹性，在人身上也是这样的么？"

张医生从宋教授手中接过颈椎模型，继续说道，"大致也是这样的吧，椎间盘属于软组织，硬度比颈椎骨要软很多，所以，在模型上也做得要软一些。当然了，椎间盘的硬度比我们的肌肉、内脏等软组织的硬度要坚韧许多。"

"顾名思义，椎间盘嘛，就是在两个椎体之间，像圆盘一样的结构的东西。椎间盘由两部分组成，周边部分是致密的纤维成分，称为纤维环；中间部分主要由胶冻样的黏蛋白成分组成，被称为髓核。椎间盘的形状有点像北方人爱吃的馅饼，这个'馅饼'上下两面是上下两个相邻椎体的软骨面，周围部分则是致密的纤维环，中央的'馅'是胶状的髓核，大概就像小孩爱吃的果冻一样吧。"

"颈椎间盘和腰椎间盘的结构和生理功能基本上是一样的，但颈椎的椎间盘比胸椎和腰椎的椎间盘都要稍小一些。椎间盘是椎体间的主要连接和稳定的结构，和椎体之间的韧带一起，保持椎体之间的互相紧密连接，维持脊柱的稳定性。"

"椎体之间的椎间盘富有弹性，就像每个椎体之间垫了一个弹簧垫一样，能够起到缓解冲击、吸收震荡的作用。"

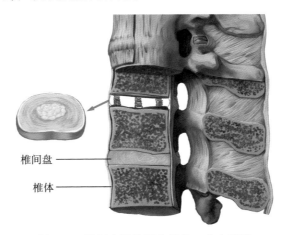

图 2-5　椎间盘连接两个椎体，富有弹性

"对了，我考考您，咱们人体上哪个器官是最重要的？"张医生盯着宋教授问道。

"是心脏！"宋教授不假思索地答道。

"心脏是非常重要，但是人的大脑似乎是最最重要的，"张医生接着说道，"心脏坏了，比方说心功能衰竭了，现在还可以做心脏移植、人工心脏什么的；但是脑子坏了，大脑功能衰竭，依现在的技术，好像还没有什么方法能够进行大脑移植吧？"

"我们人在行走、奔跑以至跳跃的时候，承受着来自地面强大的冲击力。这些强大的冲击力，首先通过踝关节、膝关节和髋关节的屈曲，缓解了大部分，另有小部分的冲击力传导到了脊柱，"张医生从桌子上拿起刚才的那个整个脊柱的模型，对宋教授继续说道，"前面给您讲过整个脊柱的四个生理弯曲，这个形状具有很强的减震作用；然后，在每两个椎体之间，还有像弹簧垫一样的椎间盘组织，也能够吸收震荡，减少冲击。"

"所以最后传递到我们脑子里边的冲击力就微乎其微了吧？"宋编辑接过话头说道。

"非常正确！"张医生再一次伸出了大拇指，"我们的大脑组织像豆腐脑一样的娇嫩，不能承受那样强大的冲击力。从腰椎到胸椎，再到颈椎，通过脊柱的几个生理弯曲，还有那么多富有弹性的椎间盘组织，一起吸收震荡，能够有效地保护我们的脑组织。当然了，缓解冲击、吸收震荡，最重要的结构可能还是下肢屈曲状态的踝关节、膝关节和髋关节吧！"

"为什么椎间盘有这么好的弹性呢？"宋教授不解地问道。

张医生答道，"刚才说了，椎间盘的髓核组织就像小孩爱吃的果冻一样，含有大量的水分，所以它才有这么好的弹性。椎间盘中心髓核的弹性与其含水量的改变有密切关系，含水量多的时候弹性好，含水量减少时其弹性也减退。"

"椎间盘髓核的含水量随年龄的不同是有明显改变的，在新生儿期为88%，甚至可以达到91%，到14岁时下降到80%，在70岁时仅为70%。髓核被周围致密的纤维环和上下方的椎体软骨面所包裹，使椎间盘像一个体积不变的水囊，髓核如同一个含水的滚珠，相邻椎体在其上下滑动，并将所受到的压力在相邻椎体之间均匀地传递。"

"椎间盘的含水量和弹性还可以随脊柱所受到的压力而变化。椎间盘受到压力时，水分可以缓慢向外溢出，使其含水量下降，椎间盘的高度缓慢下降；压力解除后水分又可以缓慢进入，其含水量又可以恢复，椎间盘的高度也可以缓慢恢复。"

宋教授问道，"您刚才讲的，颈椎的椎间盘和腰椎的椎间盘在这个问题上的道理是一样的么？"

张医生答道，"是一样的，不过我们这里主要谈颈椎的情况，所举的也是颈椎的例子，不过您也可以把它理解为腰椎。"

"颈部在不同的姿势状态下，颈椎间盘内的压力是不一样的。一般来说，低头工作时椎间盘内的压力最大，头颈竖直时颈椎间盘内的压力要稍小一些，而卧床的时候椎间盘内的压力最小。因此，到了傍晚，由于白天一整天颈椎担负头颅重量的压力，椎间盘内的水分外渗而脱水，高度可以稍有下降；第二天早晨，由于卧床休息了一夜，颈椎去除了头颅的重压，椎间盘内的压力减小，水分回吸，椎间盘的高度可以略有增加。脊柱的长度，椎体大约占 3/4，椎间盘大约占 1/4。人体所有的椎间盘，包括颈椎间盘在内，共有 20 多个，如果每个椎间盘的高度有 1 毫米的变化，那么早晚身高相差可以达到 2 ～ 3 厘米之多。青少年椎间盘含水量多，弹性大，早晚测量身高可以发现这种比较明显的变化。在颈椎牵引治疗时，椎间盘受到牵伸的拉力，其内压减小，水分进入增多，含水量增加，体积增大，弹性增高，椎间盘的高度也可以得到一定程度的恢复。"

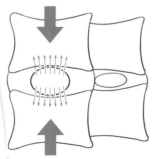 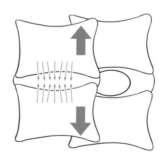

白天，在一整天的压力下，椎间盘脱水、被压缩，整个脊柱的高度也稍稍降低

经过一晚的卧床休息，椎间盘的压力消失、水分恢复、高度恢复，整个脊柱的高度也稍稍增长

图 2-6　在压力变化下椎间盘含水量及高度的变化

"随着年龄的增长，椎间盘不断退变老化，水分逐渐脱失，其弹性也逐渐减退，容易被压缩。因此，老年人随年龄不断增加，身高越来越矮，一个重要原因就是椎间盘脱水变性，逐渐被压缩。一个椎间盘被压缩一点儿，整个脊柱 20 多个椎间盘被压缩的量叠加起来，就是一个可观的数目了。"

"当然了，老年人身高逐渐变矮，除了椎间盘不断的退变、脱水、萎缩以至高度丢失以外，还有一个原因，就是由于椎间盘位于脊柱的前方，椎间盘的不断萎缩和高度丢失，导致整个脊柱慢慢出现后凸，也就是俗称的'罗锅'了；还有部分老人是由于慢性的脊柱骨质疏松性压缩骨折，而逐渐导致的'罗锅'。这样，老人的身高就显得越来越矮了。这都是属于随着年龄的增长而出现的老化表现。"

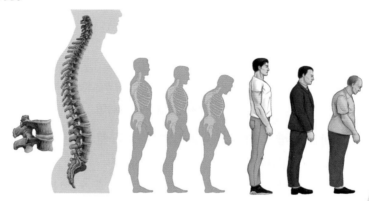

图 2-7　随年龄增长，身体逐渐变矮

"怪不得我的老父亲身高比以前矮了许多。我现在比我念大学的时候，好像也矮了一两厘米，难道我也老了吗？"宋教授自言自语地说道。

"您不必着急，"张医生安慰到，"人的退变老化是一个渐进的过程。从生理上讲，人的黄金年龄是 18 岁到 25 岁，人体从 25 岁开始，就逐渐开始进入缓慢的退变老化过程了。"

"椎间盘可能是我们人体最早开始退变老化的组织器官，水分脱失，弹性和张力减退后，使纤维环容易向外膨出。"

"刚才我们讲到，椎间盘是有弹性的，在冲击中能够吸收震荡，那么，这长年累月地吸收震荡，冲在第一线挡子弹的过程中，很难说什么时候不会受到一些损伤而出现椎间盘纤维环的破损。由于椎间盘没有血管，受到损伤出现破损后无法自行修复。如果同一个部位反复受到积累性的损伤，那么这个破损的裂口和缝隙就可能会越来越大。然后，在一定的压力下，椎间盘中间的髓核很容易就从这个小的缝隙脱出去。这样，我们可以理解为'馅饼'周围的'饼皮'破了，'馅饼'漏了'馅'。"

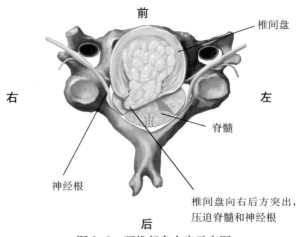

图 2-8　颈椎间盘突出示意图

"由于椎间盘纤维环的后部强度比较差，纤维环受损后髓核容易向后方突出压迫脊髓，或者向侧后方突出压迫神经根。"

"那我的神经根型颈椎病就是这样导致的吗？"宋教授问道。

"基本上可以这样理解。"张医生答道。

三、重要的颈部脊髓和神经根

"张医生，这个在颈椎中间包绕的、向上通向大脑的东西，就是传说中的脊髓了吧？您看我不算是科盲吧？"宋教授拿起桌上的颈椎模型又问起了张医生。

"是的，这是脊髓。"张医生赞许道，"您的医学科普知识还蛮丰富的嘛，这些知识在中学的生理卫生课里面都讲过的。不过，老百姓一般平时用不着，这么长时间，大多数人也都忘得差不多了。"

"前面给您讲颈椎骨的时候，我提到过关于椎管的概念和颈脊髓的关系，还记得吧？"

"当然记得，您说过，颈椎的各个椎骨连接起来后，中间的椎孔就相互连成一个长的椎管，椎管中间就是脊髓的。"宋教授得意地说道，"对了，人的整个脊柱，也就是颈椎、胸椎和腰椎都是连在一起的，椎管也是连在一起的吧？脊髓上边连着大脑，下边从颈椎、胸椎还有腰椎的椎管中走行，然后连着四肢的神经，支配四肢的感觉和运动吧？中学生理卫生课的知识我还没有忘！"

"您说得一点儿没错，我们人体的中枢神经，最重要的是大脑，其次就是脊髓了。全身各处包括四肢的神经就是通过脊髓与大脑相连，接受大脑指挥的。"张医生拿起另一个整个脊柱的模型，继续对宋教授讲道，"您看，脊柱这两边对称性发出来的就是神经根，都是从脊髓发出来的，通向全身各处，支配全身各处的感觉和运动。两节椎骨之间侧面的这个椭圆形的孔就叫作椎间孔，神经根就是从这里发出来的。"

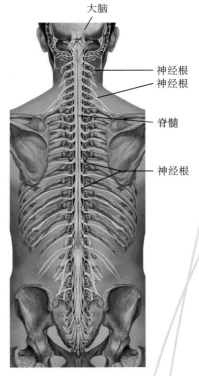

图 2-9　人体脊髓神经示意图

"脊椎骨是分成一节一节的，从脊髓发出来的神经根，也是按不同的节段支配人的上肢、下肢还有躯干的各个部位。"

"椎骨和神经根是用数字序号人为命名的，但椎骨和神经根数字序号之间的对应关系是恒定的。颈椎有 7 节脊椎骨，但对应有 8 对神经根。从枕骨与寰椎之间也就是颈 1 椎骨上方发出来的神经根被命名为颈 1 神经根；把从寰椎和枢椎之间的椎间孔，也就是第 2 颈椎上方的椎间孔发出来的神经根命名为颈 2 神经根……；依此类推，把从颈 6 和颈 7 椎骨之间的椎间孔，也就是颈 7 椎骨上方的椎间孔发出来的神经根命名为颈 7 神经根；而颈 7 与胸 1 椎骨之间发出来的神经根，则被称为颈 8 神经根。这样，7 节颈椎骨，就有了 8 对神经根。所以，在颈椎，神经根的数目比颈椎骨的数目要多一对。而在胸椎和腰椎，神经根的数目和椎骨的数目是对应一致的，人为规定其神经根都是从相应节段的椎骨下方的椎间孔发出来的。如胸 1 神经根是从胸 1 椎骨下方的椎间孔发出来的，腰 4 神经根是从腰 4 椎骨下方的椎间孔发出来的。"

"也就是说，根据神经根的人为命名规则，颈神经根是从其相应节段的椎骨上方的椎间孔发出来的，胸椎及腰椎的神经根都是从其相应节段的椎骨下方的椎间孔发出来的。"

"我知道了，所以在颈 7 椎骨和胸 1 椎骨之间的那一对神经根，就被命名为颈 8 神经根了，是这样的吧？"宋教授接过张医生的话说道。

"是这样的，"张医生继续说道，"刚才讲了，颈 5 到颈 8 神经根支配上肢的感觉和运动。我们人类的上肢，特别是比动物灵活得多的双手的灵活性，关键就是靠这几对神经根以及相对应的颈脊髓来支配，这也是颈椎最重要的几对神经根。颈 5 到颈 8 神经根对上肢肌肉运动的支配具有广泛性和重叠性两大特点。广泛性是指一个神经可以支配多块肌肉，因此，当一个神经根由于各种原因发生损伤或损害时，例如，由于椎间盘突出或骨刺压迫而出现功能障碍时，可以出现这个神经根所支配的上肢多块肌肉无力；重叠性是指一块肌肉可以由多个神经根交叉重叠支配，因此当一个神经根受到损害而出现功能障碍时，由于其他相邻的神经根的代偿作用，不会导致上肢某一特定肌肉的完全瘫痪。因此，神经根对上肢肌肉支配的广泛性和重叠性对机体来说是既有利又有弊，但同时也给我们骨科医生对神经根型颈椎病的临床诊断带来了困难。

"脊髓位于椎管的中央，颈部的脊髓称为颈脊髓。刚才讲了，颈脊髓由于支配上肢特别是双手复杂而灵巧的功能活动，因此，在脊髓的各个节段中，颈脊髓内的神经细胞是最多的。这导致颈部的脊髓增粗,这被称为'颈膨大'。颈脊髓是整个脊髓中最粗大的部分，但这个部位的颈椎椎管并不相应扩大，造成了颈部椎管相对狭窄，这是发生脊髓型颈椎病的重要内因。而且颈部由于活动过多，出现退变老化后，容易导致椎间盘的突出、骨刺的形成等，从而导致颈部的脊髓受到压迫。这是出现脊髓性颈椎病的后天性因素。"

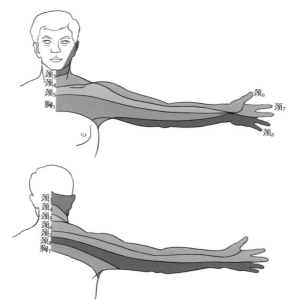

图 2-10　上肢神经节段分布示意图（不同节段用不同颜色显示）

四、重要但娇嫩的颈脊髓需要颈椎来保护

"那这么说来，人类的颈脊髓是非常非常重要的喽！"听完张医生的介绍，宋教授不禁感叹道。

"是的，人类最重要的器官是大脑，其次是心脏。而在神经系统，脊髓，特别是颈脊髓，是仅次于大脑的重要结构了。"张医生严肃地说道，"我们的大脑是非常娇嫩的，其质地就像豆腐脑一样；脊髓的质地和大脑是一样的，也是非常娇嫩的，一旦受到轻微的外伤，就会导致严重的不可逆性的损伤。因此，大脑和脊髓都需要坚硬的骨组织来保护，大脑是靠我们这个坚硬的颅骨来保护的，而脊髓就靠这个坚硬的脊柱来保护了。"

张医生又拿起桌上几个散在的颈椎骨模型，并把它们排在一起，"前面我们已经讲过了，每一节椎骨的椎体和椎弓围起来形成椎孔，相互连接起来后，形成一个长的管道，称为椎管。脊髓就在这个椎管中间，受到椎管的严密保护，在脊髓的表面还有一层稍稍硬一点的外膜，叫作硬脊膜。

"脊椎骨是非常坚硬的，脊柱是人体的支柱，所形成的椎管严密包绕并保护着脊髓。一般情况下，可以有效地保护脊髓不受到外来的损伤。"

张医生话锋一转，严肃地说道："但是，当人体受到严重的外伤，比如说车祸、高处坠落、地震，还有高处的重物砸伤等，坚硬的脊椎骨也可能会出现骨折。这样，非常娇嫩的脊髓组织就可能会失去脊椎骨的保护。通常情况下，骨折的脊椎骨组织会刺伤或者压迫娇嫩的脊髓而导致脊髓损伤。脊髓损伤后，损伤节段以下肢体会出现瘫痪。胸椎骨折导致的脊髓损伤会出现下肢的瘫痪；而颈部的脊髓支配四肢，所以颈椎骨折所导致的颈部脊髓损伤会引起更为严重的四肢瘫痪。刚才说过了，由于脊髓组织非常娇嫩，外伤所导致的脊髓损伤往往后果非常严重，不少患者的脊髓损伤常常是永久性的，所导致的肢体瘫痪，也往往是永久性的。即使经过积极的治疗，也往往难以得到有效的恢复。有些人由此而只能一辈子坐在轮椅上，抱憾终身了。当然，也有少数幸运的脊髓损伤患者，经过积极的治疗后，脊髓功能可能获得部分恢复和改善。"

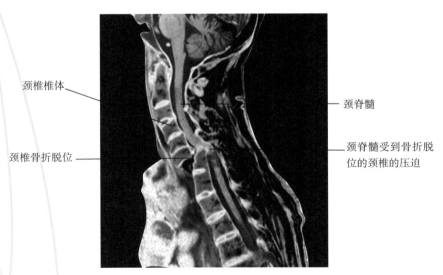

图 2-11　颈椎骨折脊髓损伤示意图

"咱们国家有位著名的体操运动员，多年前在国外参加赛前训练的时候，不慎从高处坠落，颈部直接受伤，当时就四肢瘫痪了。虽然经过及时的手术治疗，后期也经过多年艰苦的康复，现在仍然四肢瘫痪，不能行走，一直坐在轮椅上，两只手连拿东西也很困难。"

"我知道，还有一位美国著名的男影星，就是演《超人》系列电影的长得非常帅气的那个男主角，他也是很多人心中的偶像，1995 年骑马时意外摔下，导致颈脊髓损伤，四肢瘫痪，是不是也是这个原因？"宋教授面色凝重地接过话来问道。

"是的，他是由于寰枢椎脱位而导致的高位颈脊髓的损伤，不仅四肢瘫痪，还严重影响了呼吸。虽然他受伤以后顽强应对命运的挑战，但终究在伤后 9 年不幸去世。从公开的报道中，我们难以获知他去世的确切原因，不过作为骨科医生，从专业的角度来判断，估计他的死亡跟受伤以后的肺部感染、呼吸衰竭或者泌尿系感染等颈脊髓损伤非常常见的并发症密切相关吧！"张医生也跟着面色凝重地摇头叹息道。

第**3**章

JINGZHUIBING SHI
ZENME HUISHIER

颈椎病是怎么
回事儿

一、颈椎病是退变老化性的疾病吗

"张医生，听您讲了那么多关于颈椎的结构和功能的基础知识，那什么是颈椎病呢？颈椎病是怎么回事儿呢？是不是像大家所说的那样脖子疼就是颈椎病呢？是不是颈椎有骨刺、有增生就是颈椎病呢？我觉得我和大多数的老百姓一样，在颈椎病的认识方面，嗯，不是很清楚的。"宋教授有问不完的问题。

"对于颈椎病的概念，骨科学术界对它是有专门、确切的定义的。颈椎病是指颈椎间盘退变及其继发的病理改变，致使其周围重要组织结构受到损害，出现相应临床症状的一组疾病。"

"太学术了！太专业了！听不大懂。"宋教授一脸茫然地望着张医生。

"是的，这的确是对颈椎病正规、学术、专业的定义。"张医生慢慢解释道，"但是只要把握了这个定义的基本精髓，理解起来也容易。

这个定义包含 3 个基本内容，缺一不可。

"第一，颈椎病是属于随着年龄的增长而出现的退变老化性疾病，它必然首先有颈椎的退变与老化。可以这样说，如果没有退变老化，也就谈不上什么颈椎病；也可以认为颈椎病是属于老年病的范畴，是中老年人才容易得的病。

"第二，颈椎间盘的退变及其相应的继发性改变导致了周围重要的组织结构的损害。颈椎重要的组织结构包括脊髓、神经根、交感神经、椎动脉还有食管，颈椎的退变导致了这些重要的组织结构的损害。如果颈椎仅仅有椎间盘突出、骨质增生、骨刺形成、颈椎不稳定、椎间隙狭窄、椎管狭窄这些退变的情况，而并没有导致刚才所说的那些重要的组织结构的损害，也不能称为颈椎病。"

"第三，颈椎周围重要的组织结构受到颈椎退变因素刺激或压迫后，出现了相应的临床症状。也就是说，如果通过 X 线、磁共振或 CT 等检查，发现患者有颈椎增生退变的表现，通过磁共振检查也发现了颈椎的这些退变增生因素导致了脊髓、神经根、交感神经或椎动脉受到了刺激和压迫，但是如果这些重要组织结构损害后，并没有出现相应的临床症状，那也不能称为颈椎病。"

"对于颈椎病的诊断，上面三条基本内容，是缺一不可的！"张医生说得很坚决。

"您这么一解释，我就懂啦！"宋教授释然道。

"当然啦！这个关于颈椎病正规、专业、学术的定义，是要求专业的骨科医生必须掌握的。但是就像刚才您所说的，大多数老百姓都认为脖子疼就是颈椎病，颈椎有骨刺、有增生就是颈椎病。一开始我还耐心细致，苦口婆心地向普通患者解释颈椎病的学术、专业的定义，但基本上没有多少患者能够听得懂。后来我才发现，对于很多特定的专业词汇，包括医学名词，在专业人士和普通老百姓那里，都可能有不同的理解吧！在专业上，应当有更加严格的定义；而在老百姓那里，往往都是一些感性的认知吧！对于颈椎病这个概念的理解可能也是这样的。"张医生摊开双手，有些无奈地说道。

"嗯，对普通老百姓不能过于苛求。看来，向普通老百姓进行医学科普知识的宣传，还是任重而道远啊！"宋教授感慨道，"听说您正在写一本关于颈椎病的科普书，您的这些介绍，又专业又易懂，我想，您写的书应当是介绍颈椎病最好的科普书了吧！"

张医生高兴地说道，"嗯，但愿是这样。不过，我们写医学科普书的目的，是为了让普通的患者能够对疾病有一些基本认识，看病的时候能够更准确、更简明扼要地向医生叙述自己的病情，包括症状情况、治疗经过、病情变化、自己的要求等，也能够更好地听懂医生所说的那些比较专业的知识，更好地与医生进行沟通和交流，让医生能更迅速、全面、有效地掌握自己的疾病情况，也让自己能更好地配合医生的诊断治疗过程，最终让自己尽可能获得最好的治疗效果；而不是为了让普通的患者、老百姓都成为颈椎病方面的专家，也不是为了让普通的患者能够和专业的医生进行更深层次的学术交流。"

宋教授说道，"您说得太对了！在医学知识了解掌握的深度和广度方面，普通患者是业余的，而医生是专业的，他们之间是无法进行学术交流的。业余与专业之间，永远都是天壤之别。我自己也是专业技术人员，我对专业和业余之间的关系，也是有比较深刻的理解的。"

"张医生，刚才您讲了颈椎病的概念和定义，那么颈椎病到底是怎么回事儿呢？人为什么会得颈椎病呢？是什么原因导致的颈椎病呢？"

"您这个问题问得很好，这涉及颈椎病的发病机制问题。"张医生的解释带着一点点的神秘感，"国内外的很多骨科专家和研究人员对颈椎病进行了多年的研究，一般认为，颈椎病的发病是多种因素共同作用的结果，其首要的发病基础是颈椎的退变老化，在此基础上还有外在损伤因素的共同作用。

"颈椎长得比胸椎和腰椎要细一些，是人体脊柱中比较脆弱的部位。下边是较为固定、没有什么活动度的胸椎，上边顶着硕大沉重的脑袋，这个脑袋还要不停地向各个方向活动，颈椎还要维持头颅的平衡；而且为了适应听觉、视觉还有嗅觉的刺激反应，颈椎需要有较大的敏锐性和灵活性。人体的两条胳膊实际上是通过两边肩膀的肌肉挂在脖子上的，平常两条胳膊不断地甩来甩去，有时手里还拎着重东西，也给颈椎造成了很大的负担。因此，颈椎是脊柱各部分中活动最多、活动范围最大、活动方式最复杂的部分。颈椎这种长年累月频繁的、几乎不间断的活动，是很容易产生慢性劳损的。"

"嗯，前边您已经讲过了，在生活中我们的左顾右盼、东张西望、前仰后合、交头接耳、侧耳聆听、环顾四周，这些动作都需要我们的颈椎来完成的。"宋教授补充说道，"还有，足球运动员漂亮的头球攻门；杂技表演中头顶碗的绝技；探戈舞中漂亮的甩头动作，这些也都需要颈椎的肌肉、关节、韧带复杂的配合来完成吧！"说完后宋教授又来了个探戈舞中漂亮的甩头动作。

二、椎间盘是人体最早出现退变的组织之一

张医生继续介绍说："椎间盘、韧带和椎间关节将颈椎的各个椎骨连接在一起，其中，颈椎的椎间盘是连接各个椎骨最重要的结构，保持两个椎骨之间能够活动，又能减轻人体在跑跳活动的时候来自地面传导的强烈冲击，以保护我们最为重要的大脑结构不受到这种强烈冲击的损伤。椎间盘在长年累月几乎不间断的频繁活动中，承受的压力最大，也最容易受到轻微的创伤和劳损。"

"像这样，颈椎和腰椎的椎间盘组织不断地受到各种压力和创伤的不良刺激，不断地吸收震荡，又不断地向各个方向活动，很容易在这些刺激、损伤和劳损因素作用下出现退变老化，这也是发生颈椎病、腰椎间盘突出症、腰椎管狭窄症等脊柱退变性疾病的根本原因和基础。"

"人体从出生后开始不断生长发育，到了 20 ～ 25 岁时，各个器官系统的生长发育基本上就停止了。到 30 岁之前，各个器官系统就逐步开始了退变老化的过程，这是一种生理性的老化现象，也是不可逆转的变化过程。"

"颈椎和腰椎的椎间盘应该是人体组织器官中最早开始出现退变老化的器官，到了 25 岁左右，颈椎不可避免地受到长时间累积性的创伤与劳损，椎间盘逐渐开始退变与老化。"

"这个过程先是椎间盘髓核的含水量下降，弹性也开始减退，椎间盘逐渐丧失正常的高度，使正常的椎间隙变窄了。椎骨前后的韧带原本是紧张的，而这时就显得松弛了，这样，椎体之间的活动度就增大了，这就出现了椎体之间的不稳定。"

"哦，这就是所谓的不稳定啊！"宋编辑问道。

"是的，"张医生继续解释道，"由于椎间盘的退变，椎体之间韧带的松弛，椎体之间的不稳定和相互间的活动过度，使椎间盘在日常活动中容易进一步损伤和劳损，这是一个恶性循环的过程。

"椎体间异常的过度活动，微小、反复、积累性的损伤可以导致微小的局部出血和无菌性炎症性渗出。经过一段时间以后，出血和渗出被吸收纤维化，以后可以逐步形成骨化。继而在局部，也就是在这个椎间隙的椎体上下缘出现骨的增生性反应，这就是骨赘了，俗称骨刺或者骨质增生，其实都是一样的意思。由于不断的刺激，反复的创伤，骨刺将不断增大。这就如同工人农民长期手握锄头、铁锹劳动一样，刚开始的时候，手掌部损伤刺激形成血泡，血泡愈合后，可以在手掌形成老茧。以后如果手掌部反复受到刺激损伤和修复，就可以使在手掌部形成的老茧越长越厚。"

"张医生，您的这个解释很形象的。"宋编辑赞许道。

张医生似乎没有理会宋教授，继续侃侃而谈，"由于急性的损伤或者反复的劳损性刺激导致椎间盘损伤以后，准确地说，是椎间盘外层的纤维环受到损伤以后，里面的髓核可以突出或者脱出；椎间盘退变、脱水、弹性下降以后，

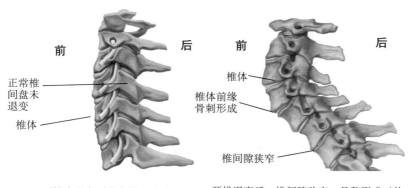

图 3-1　椎间盘退变、椎间隙狭窄、椎体后缘骨赘形成示意图

椎间盘可以向外膨出；还有刚才所说的椎体边缘形成的骨刺，这些突出的椎间盘和骨刺，如果刺激或压迫了脊髓、神经根、交感神经和椎动脉，并导致了相应的症状，这就可以称之为颈椎病了；同时，就像刚才所说的，在颈椎累积性的创伤与劳损的过程中，局部还可以出现反应性的无菌性炎症和充血肿胀，也可以刺激附近的脊髓、神经根、交感神经和椎动脉，可以导致症状进一步加重。另外，在颈椎退变之后，本身有椎间盘的轻微突出或者骨刺的形成，附近的脊髓、神经根、交感神经或椎动脉本身就快要受到压迫了，由于椎间盘的退变所导致的局部不稳定，在受到轻微外伤的时候，更容易使脊髓、神经根、交感神经或椎动脉进一步受到刺激或压迫，从而出现脊髓、神经根或交感神经损害的症状，或者颈项部疼痛的症状。"

"椎体后缘的骨刺，连同膨出的椎间盘、后纵韧带和创伤反应所引起的无菌性炎症、肿胀、充血，或者纤维化组织，在局部形成一个向后方或侧后方突出的混合物，可以对局部的神经根、交感神经、椎动脉以及脊髓形成直接的刺激压迫。"

"不同部位的椎间盘退变、突出、骨刺或韧带的增厚，可以刺激和压迫周围不同的组织，从而引起不同的症状和体征，因此，就有了各种不同类型的颈椎病。椎体前缘的骨刺一般不容易影响到重要的组织，只有少数人颈椎前方的骨刺特别大，可以压迫食管而影响吞咽功能，这被称作食管型颈椎病，这比较少见；椎体后缘的骨刺以及向后方突出的椎间盘，可以压迫后方的脊髓，引起脊髓型颈椎病；椎体侧后缘的骨刺以及向侧后方突出的椎间盘，可以刺激或压迫侧后方的颈神经根，而产生神经根型颈椎病；骨刺、椎间盘突出或者局部不稳定，也可能刺激在颈部分布广泛的颈交感神经纤维，从而产生交感型颈椎病。当然，骨刺或椎间盘突出要长在什么地方，并不是由人的意志所能左右的，有些骨刺或椎间盘突出可能同时刺激或压迫多处组织，出现几种类型颈椎病都有的临床表现，这就被称作混合型颈椎病了。"

"除了颈椎的退变老化以外，外伤在颈椎病的发病中也有着重要的作用。据统计，在临床上大约有 15% 的颈椎病患者可以回忆起有过颈椎的外伤史。青少年时代的颈椎外伤是中老年以后发生颈椎病的重要外因，某些体育活动比如头手倒立、前滚翻、后滚翻，以及足球运动的头球攻门，还有美式橄榄球运动员的头部撞击等活动，很容易损伤颈椎，加快颈椎的劳损和退变。"

"我曾经有一个 40 岁的中年患者，20 年前在大学上体育课的时候，从单杠上摔下，头部着地，当时马上就出现了颈项部的剧烈疼痛，还有向一侧上肢的放射性疼痛症状；当时患者没有采取特殊的治疗措施，只是简单休息了 1 个月后，颈项部和上肢的疼痛逐渐缓解以至消失，就算是自行痊愈了。这个患者 5 年前逐渐出现颈部僵硬、头晕、四肢麻木无力、活动不灵活等症状，颈椎 X 线片上见到明显的骨刺、椎间隙狭窄，还有颈椎不稳定等颈椎退变的表现。这个患者 20 年前的外伤因素很有可能促发其颈椎的退变，成为颈椎病发病的外因。"

"啊！这么可怕啊！"宋教授不安地看着张医生说道，"运动时受伤就可以导致颈椎病啊？"

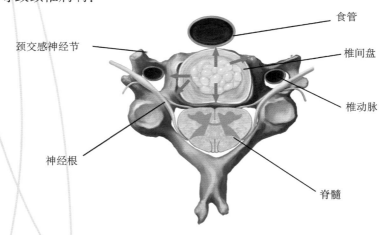

图 3-2　颈椎间盘突出、骨刺压迫脊髓、神经根、交感神经及食管示意图

张医生解释道："运动时的损伤与颈椎病的发病应该有间接关系，有些严重的运动损伤甚至当场就可以导致颈椎的骨折以至于四肢瘫痪。某些剧烈对抗性的运动，运动员损伤的概率是比较高的，所以运动时候的保护非常重要。另外，长期反复的剧烈运动，身体的颠簸弹跳，对于椎间盘也是一个慢性的损伤过程；职业司机在不平整的路面长期开车颠簸，也容易导致椎间盘的慢性累积性损伤。"

"颈椎间盘的退变原本是慢性渐进性的生理老化过程，而一次次的外伤，还有慢性累积性的劳损，都会成为这个退变老化过程的促发因素。"

三、颈椎的退变与老化是人体老化的一部分

"退变老化？老年病？我才 46 岁啊？我老了吗？"宋教授不解地问道。

"额，这个嘛，"张医生迟疑了一会，笑着答道，"您当然没有老，从心智上说，人到了 40 岁、50 岁，甚至 60 岁才越发成熟。所以您现在内心觉得没有老，这是非常正常的感觉。

"从生理上说呢，人的退变老化是一个逐渐缓慢的过程，老化也是一个相对的概念。您跟六七十岁的老年人相比，当然年轻；可是您和二十多岁的人相比，就有点老了。刚才我们说了，我们人体大概在 25 岁之前是一个逐渐生长发育的过程，25 岁左右到达生理的高峰，从这以后就逐渐开始退变老化。所以参加奥运会的运动员一般都是十几岁、二十几岁的。"

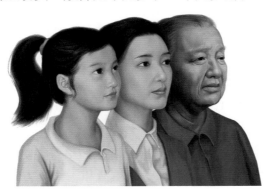

图 3-3　人的退变老化是逐渐的过程

31

"那……，所有人老了后都会出现骨刺、椎间盘突出这些退变老化的表现吗？"宋教授忧心忡忡地问道。

"不一定，"张医生微笑着安慰宋教授，"人老了后容易出现椎间盘退变等骨关节退变的情况，这是正常现象，但并不是说所有人都会出现相同或同步的退变老化表现。比如，老年人容易掉牙齿，因此我们说老年人掉牙齿是比较正常的表现，但并不是所有老人都会掉牙齿。"

"又比如，老头儿容易秃顶，"说到这里，张医生尴尬地指了指自己的头顶，继续说道，"您看我也不算很老，不过，头发也掉了不少。并不是所有的老头儿都秃顶，但是秃顶一般说来就显得他不是很年轻了。也不是所有的老人都有白头发；也不是所有的老年男性都有前列腺增生肥大呀！还有大家耳熟能详的糖尿病、高血压病、冠心病、骨质疏松症、老年痴呆症等，都是随着年龄的增长而发病的人越来越多，因此这些病也可以认为是属于老年退变性疾病的范畴，但不是说老年人个个都会得这些老年病啊！"

宋教授若有所思地说道："人老了脸上会逐渐长皱纹、头发会慢慢变白、牙齿会逐渐脱落，这些都是我们看得见的人体退变老化的表现，而颈椎腰椎由于是长在我们身体里边的，它的退变老化我们是看不见的，也感觉不到的吧？"

"您说得太对了！"张医生回答说道，"随着岁月的流逝、年龄的增长，人会逐渐衰老，这是不可抗拒的自然规律，也是颈椎不断退变老化的内因。但是颈椎的退变，除了随着年龄变化以外，也与颈椎是否长期过度的活动，还有负重损伤和劳损等外在因素有关。如果颈椎长年累月负荷过重,过度活动，必将积劳成疾，很容易导致颈椎病的发生。最明显的例子莫过于城市街道中不停穿梭来往的出租车，若使用过度，每年的行驶里程是一般私家车的几倍到十几倍，所以一般三五年就不得不报废；而有些可能已经出厂了近百年的老爷车，由于使用频率低，平时也能得到精心保养，因此还能保持良好的性能，甚至我们还常常能够在电视新闻上看到它们参加并跑完某某汽车拉力赛的壮举，大概就是这个道理。"

"我还是有点担心，随着岁月的流逝，我们是要不断衰老的，而且我们现在所处的这个现代社会，人们所承受的生活和工作压力越来越大，我们还要不断地学习、不断地工作，而且以后我们还可能要花更多的时间看电脑和手机，颈椎也不可避免地要有更多的活动，会有更多的负荷和劳损的机会。那么我们的颈椎很快出现退变老化应当是无法避免的了；是不是每个人到老了都会得颈椎病呢？而且随着生活条件的改善，我们肯定会比我们的父辈更加长寿，那么，最后我们寿终正寝的时候是不是都会得颈椎病呢？"宋教授不无担心地说道，说完后又不由自主地笑了起来。

"您这个问题我还真不好回答，"张医生也跟着笑了起来，"衰老及衰老带来的疾病，是人类未来所面临的最大的健康问题之一，这好像是一个哲学问题或者社会问题吧！我们发现现在得颈椎病的人好像比以前要多了一些，也可能就是您刚才所说的那些原因吧！当然也有可能是大家生活状况改善了以后，对健康问题更加关注了吧。"

四、颈椎长了骨赘（骨刺）就是颈椎病吗

宋教授："张医生，按照您给我讲的颈椎病的科普知识，您看我对这个问题的理解对不对啊！"

"如果我没有颈椎病的症状，也就是说我没有脖子的疼痛，也没有胳膊放射性疼痛麻木的症状，按照我片子的情况，仅有这些骨质增生的表现，那就不能诊断为颈椎病吧？"

"是的，您的理解很正确！"张医生又不由自主地伸出了大拇指，"骨赘又称骨质增生、骨刺、增生性骨刺、增生性骨赘等，这些都是颈椎退变的表现。颈椎的退变是颈椎病的先决条件，但并不是说颈椎退变了就一定会得颈椎病。如果是那样的话，我们医院的骨科门诊就会被颈椎病患者挤爆了。

"颈椎退变后，突出的椎间盘、增生的骨刺，还有椎体间的不稳定等因素，不一定会刺激或者压迫到上面提到的那些周围重要的组织器官；而且，由于人体的组织器官本身还有一定的耐受性，在其耐受限度范围内，受到刺激压迫并不一定出现功能障碍。这就是说，这些重要的组织器官虽然受到一定程度的刺激压迫，但并不一定会出现相应的功能障碍；只有超过一定的限度后，才会表现出相应的症状，这个时候也才称之为颈椎病，也才是我们骨科医生

需要治疗的情况。"

按照颈椎病的定义和诊断原则，诊断颈椎病必须具备三个条件：

一是颈椎的退变老化，这是颈椎病的先决条件，包括颈椎骨质增生、椎间隙狭窄甚至颈椎不稳等表现，这主要通过 X 线片、磁共振及 CT 等影像学检查来发现。

二是这些退变性改变已经造成了颈脊髓、神经根、交感神经和椎动脉等周围重要组织器官的刺激和压迫，这也主要从磁共振等影像检查来发现。

第三，周围这些重要的组织器官受到刺激压迫后，出现相应的功能障碍，从而导致一系列相应的临床症状，也就是患者痛苦的主观感受；这需要患者的主观叙述，结合医生对患者的客观查体来发现。

有了这三条，才能诊断为颈椎病，缺一不可。

"在骨科门诊，我们常常可以见到这样一些患者，他们仅仅因为较长时间低头伏案工作后感到颈部肌肉酸痛不适，颈部扭伤或者落枕后颈部肌肉疼痛，就担心得了颈椎病，便强烈要求医生给他们拍 X 线片甚至磁共振检查。因为年龄的关系，某些患者的 X 线片上提示有轻度骨质增生等退变性改变；由于某些医生对于颈椎病认识的局限性，当 X 线片上发现有骨质增生或骨刺，或有颈椎生理曲度变直等表现时，就轻率地作出"颈椎病"的诊断，这使许多患者背上思想包袱。很多患者更是迷信拍片、化验等仪器检查的结果或者报告单，这更加重了精神和心理负担。于是，有些患者就忧心忡忡地来找我们骨科医生说"我得了颈椎病怎么办啊？会瘫痪吗？"殊不知，仪器检查仅仅是辅助检查，放射科的报告也只能为临床诊断提供参考依据，而不能代替临床诊断。骨科医生必须根据患者的症状变化、体检结果，并结合影像学检查结果，综合分析判断，才能够做出正确的诊断。因此，单纯 X 线片上一些骨质增生的现象，是不能诊断为颈椎病的。

因此，当 X 线报告有骨质增生时不必害怕，任何上了年纪的人都可能有颈椎退变的影像学表现，包括骨刺、椎间隙狭窄等。由于自然的老化退变，40 岁以上的正常人，即使没有任何症状，一部分人拍 X 线片时是可以发现有不同程度的颈椎骨刺形成、椎间隙狭窄，甚至颈椎不稳定等颈椎退变的影像学表现的；60 岁以上没有任何症状的正常人，拍 X 线片时发现有颈椎退变者更是高达 80% 以上，但有颈椎病症状的只是少数。许多老人甚至在四五十岁体检时拍片发现颈椎骨质增生，但一直到去世都没有出现颈椎病的症状。

所以，单凭 X 线片上的颈椎退变表现就得出颈椎病的诊断是不够科学的，颈椎骨质增生不能简单地与颈椎病划等号。

随着年龄的增长，椎间盘不可避免地会出现退行性改变，这是一种正常的老化现象。就像人老了脸上会长皱纹，头发会变花白一样，符合人体老化的自然发展规律。因此不必谈骨刺色变，单纯的骨刺不一定引起症状。

另外，还有一些患者害怕骨刺，非常关心自己的颈椎骨刺还有身体其他部位的骨关节骨刺是否在发展，发展的速度怎样等。按照前面我和您所说的，颈腰椎骨关节骨刺的形成是人体退变老化的结果，随着人的不断退变老化，颈腰椎骨关节的骨刺是有可能会增长的，这是正常现象，不必多虑。

五、颈椎病的发病状况如何，哪些人容易得颈椎病

"您刚才说了，颈椎负荷压力越大，活动越频繁，越容易劳损退变，也越容易得颈椎病，"宋教授继续打破砂锅问到底，"您看，我们中国传统上搬运重物的时候，绝大多数是采用肩拉背扛的方式，而这个世界上有些民族是习惯用头顶重物的，按照刚才您所说的，那他们的颈椎肯定负重更多，也更加容易劳损退变，更加容易得颈椎病了吗？"

张医生无可奈何地回答道："您的这个问题我还真没法回答，这涉及不同人种之间发病情况比较研究的范畴，这方面我还没有太关注过。不过，从理论上说，我猜那些习惯用头顶重物的民族，他们的颈椎退变老化的速度可能应该会快一些，得颈椎病的情况也应该多一些吧！"

"对了，我想起来了，关于不同人种颈椎病发病情况的差异，世界上的科学家们还是有一些认识的。神经根型颈椎病在各个不同人种之间发病的差别现在不大清楚，但可以比较肯定的是，脊髓型颈椎病和颈椎后纵韧带骨化，这两种情况的发病与人种是有一些关系的，我们东亚的黄种人脊髓型颈椎病和颈椎后纵韧带骨化的患病率要比白种人和黑种人高。由于病例数较多，目

前，日本、我国还有韩国在脊髓型颈椎病、特别是颈椎后纵韧带骨化的诊断、治疗及相关研究方面处于世界领先地位，而美国、欧洲等发达国家，他们白种人的脊髓型颈椎病和颈椎后纵韧带骨化的患者数量相当少，相比我们中国、日本还有韩国，他们的医生在临床经验和认识方面，可能还有一定的差距。"

"哦，在颈椎病方面，我们的医生在世界上是最好的了！我们的颈椎病患者也能享受到世界上最高质量和最高水平的医疗服务了！"宋教授不无自豪地说。

"严格地讲，在临床经验、诊断认识、治疗水平等方面，我们的医生可能处于世界领先水平，但应该稍逊于日本。在医疗技术的综合运用方面，由于涉及一个国家的工业化水平、科技实力、国家医疗保障水平和资金投入，我们与日本、欧美等发达国家还是有一定的差距；而在关于颈椎病的科学研究方面，我们的差距可能就更大了。"张医生严肃地说道，"但是，对于我们这样整体医疗保障水平落后，医疗投入不足的发展中国家，能在临床诊断治疗方面处于世界领先水平，作为其中一员的中国骨科医生，我也是相当地自豪了！"

"您说的所谓临床诊断治疗，就是说能把我们老百姓的病看出来，看准了，也治好了吧！"宋编辑追问道。

"是这样的，"张医生微笑着答道，"我刚才的表达过于文绉绉了，您说的才是老百姓听得懂的语言。"

"在我国的北方地区，尤其是东北、华北、西北一带，脊髓型颈椎病、发育性颈椎管狭窄，还有颈椎后纵韧带骨化的发病率可能要高于南方及中南部地区，像以前在北医三院骨科进修过的南方来的医生，回到当地后很少能碰见这样的患者，而北方来的进修医生，回到当地后，一般还能碰见不少脊髓型颈椎病、还有颈椎后纵韧带骨化的患者；而神经根型颈椎病的发病率，在我国好像没有明显的地域差别，在国内外的不同人种之间好像也没有太大的差别。"

"北医三院骨科在 20 世纪 60 年代就开始进行了颈椎病的临床和研究工作，在当时，这也基本上与世界先进水平同时起步了。50 多年来，北医三院积累的临床病例数大概在全世界应该是最多的了，这样，我们有了丰富的临床经验；同时，我们又进行了大量的相关临床研究，这样，我们在国内外才能有一定的发言权啊！"

"是的，虽然我对颈椎病不懂，但我也听说北医三院骨科在颈椎病的治疗和研究方面处于国内以至国际的领先地位。北医三院的骨科医生能亲自给我看颈椎病，还亲自给我这一个患者兼学生，在颈椎病方面进行这么详细的科普教育，实在是太幸运了！"宋教授向张医生双手抱拳拱了拱手。

张医生似乎没有理会宋教授的赞叹，继续说道："前面咱们讲过了，颈椎病是中老年人的常见病，一般随年龄增长而得病的人数不断增加。得颈椎病的人以 40 岁到 60 岁多见，据统计，在正常人群中患病率为 3.8% ~ 17.6%，男女之比大约为 6∶1。"

"哦，"宋教授满脸无奈地附和道，"我现在是中年吧，还不算老年，也算是高发人群了？"

张医生继续说道："现代社会的发展越来越快，使我们人类的生活方式、生产方式、还有生存环境都发生了巨大的变化，人的肉体和精神都不得不承受前所未有的负担。人的颈椎似乎也承受更大的负担和挑战。和我们的祖先相比，我们要花更多的时间低头工作，年轻人要花更多的时间低头看书学习；现今我们已经进入了互联网时代，我们要花更多的时间盯着电脑屏幕；最近不到 10 年时间，我们又进入了移动互联网时代，我们还要更多地低头看手机，这使我们的颈椎可能面临更多的问题和挑战！"

"嗯，是啊，我们人类进化的速度赶不上社会发展的速度啊！按照西方上帝造人的神创理论，当时上帝造人的时候，上帝也没想到现在的人能活这么长时间，也没想到现在的人们是这么个活法啊！"宋教授附和道。

"您真幽默，不过您的比喻也是很恰当的。"张医生赞许到，"现代社会的许多工作和生活方式，都对我们的颈椎提出了更高的要求。刚才说了，我们现在有更多的工作需要我们长期伏案低头去干，而且似乎工作时间更长；

"包括知识分子、教师、办公室职员、财务人员、电脑前工作人员、设计师、绘图员、电焊工、仪器检修工人、手工刺绣的工人以及缝纫工等。长期低头，实际上就是我们的颈椎顶着重重的脑袋，依靠我们颈部的肌肉用力牢牢地固定我们头部和颈椎。颈部肌肉长期用力工作，使颈椎承受更大的负担；还有那些头颈部频繁活动的职业，比如经常抬头观察记录仪表、生产线旁一个方向的频繁活动，可以造成颈椎各部分不均衡的劳损；颈部容易受伤的职业或颈部活动与受力过多的人有汽车司机、足球运动员、杂技演员等。从事这些职业的人，颈椎的负担重、活动多，也更容易受伤，更容易退变劳损，得颈椎病的机会应该会高很多的。另外，胃肠吸收差、生活不规律、长期紧张工作、精神高度集中者，也应该是颈椎病的高发人群。"

"有统计表明，刚才提到的这些人群，他们得颈椎病的机会可能是非低头工作者的 4 ~ 6 倍，而且发病年龄早，有些人甚至 20 多岁就开始出现了相应症状。所以说，这些人大概应该属于颈椎病的高危人群吧！他们更应该注意预防颈椎病。"

"照您这么说，很多行业的人，不管是从事体力劳动的工人、农民，还是从事办公室工作的职员、经理或学者，在目前这个人人几乎都处于高强度劳动和紧张压力的剧烈变动的新时代，大家几乎不分性别、年龄，颈椎都承受着前所未有的考验和挑战吧？大家应该都需要注意减少颈椎的退变劳损，防止颈椎病的发生吧！"这回轮到宋教授滔滔不绝地说起来了。

"是的，我想应该是这样的吧！"张医生回答道。

"照您这么说，像我们在编辑部常年做文字工作的，不是长时间低头盯着看书稿，就是长时间盯着电脑屏幕，这样，颈椎和颈部的肌肉保持长期僵硬姿势，久而久之，也应该容易得颈椎病吧！"宋教授摸了摸自己的脖子，不由得苦笑起来："那您说，我得的颈椎病和我的工作有直接关系吗？"

"应该没有直接的相关性，但可能有间接的关系。"张医生回答道，"也就是说，平时工作的时候，一直长期低头盯着文稿看，或者一直盯着电脑屏幕看，脖子的肌肉一直处于僵硬状态，难以得到休息，容易退变劳损。这样，您得颈椎病的机会可能会大一些吧！"

"像您这么说，我觉得你们外科医生也应当是颈椎病的高发人群啊！"宋教授关切地说道："你们医生也要长时间看书学习，也要低头写病历或者在电脑里写病历；你们开刀做手术的时候，比我们经常伏案看文稿的人，脑袋应该低得更厉害吧！一个手术好几个小时，一直低着头，脖子僵硬，应该是一动不动地全神贯注地开刀吧！而且你们一旦上了手术台，也不知道几点能够吃饭，应该也属于刚才您所说的'生活不规律、长期紧张工作、精神高度集中者'吧，那你们医生，特别是外科医生，也应该属于颈椎病的高危人群了吧！"

"我们外科医生里面也有人得颈椎病的，"这回轮到张医生自己苦笑了，"几年前，我自己也曾经像您这样，出现过右胳膊短时间放电一样麻木刺痛的症状，持续了两三天，应该也是神经根型颈椎病。不过当时症状很轻，适当休息后，降低了工作强度，还没有来得及吃药就好了。我知道，另外一家医院的一位骨科医生还因为神经根型颈椎病在我们这里开了刀，后来很快就恢复了正常生活和工作。"

"看来颈椎病还真的是比较普遍啊！连给我们看病的医生也不幸得了颈椎病，很多老百姓还以为医生是不生病的呢。"

"那怎么可能？"张医生还是面带苦笑，"虽然医生比一般的人懂得更多的医疗健康知识，但医生也是人，也要一样的学习生活和工作，甚至在某些方面医生面对的挑战和压力比一般人还要大一些。所以，医生生病也是很正常的事情。"

"颈椎病不仅比较普遍，也给患病者带来了很多痛苦，还有相应的医疗花费。据称，美国每年有 54 万人受到颈椎病的困扰，每年的医疗费和经济损失达 160 亿美元。在英国，由于颈椎病，平均每 1000 名男性劳动者，每年要失去 627 个劳动日；平均每 1000 名女性劳动者，每年要失去 374 个劳动日。在我国，颈椎病的患者数量则可能高达 5 千万到 1.5 亿人。"

"颈椎病给个人和社会带来这么大的影响，看来也是不可小视啊。"宋教授偷偷地咂了咂舌。

"颈椎病发病的原因是多方面的，退变和劳损是内在的根本因素，但外伤、持续劳累、寒冷刺激或者枕头使用不当等因素，常常诱发颈椎病的急性发作。"张医生补充说道。

"您说得太对了！我这次发病前，就是赶着看作者的书稿，脖子僵着，对着电脑连续加班了一两个星期。对了，当时办公室房间里空调的风力开得比较足，房间比较凉，空调的冷风又直接对着我的脖子吹。这样劳累和受凉成了我这次颈椎病发病的诱因，我这样解释对吗？"宋编辑说完摸了摸自己的脖子。

"看来您现在已经是半个颈椎病的专家了，"张医生不由得伸出了大拇指，"颈椎病的发生和发展是一个漫长的过程，其发病原因除了颈椎本身的自然退变老化以外，与个人身体素质、职业、生活习惯、环境因素等也有明显关系。不少颈椎病患者也有头颈部外伤史或'反复落枕'的历史，外伤可以诱发颈椎病的急性发作或使病情恶化，随着发作次数的增多，症状也可以逐渐加重；颈部活动度大，长期低头工作，不正确的姿势，都可以加速颈椎的退变，容易诱发或加重颈椎病的症状；不合适的枕头也会引起颈部韧带、肌肉受力不平衡而易于劳损，从而加速椎间盘的退变，因此高枕者颈椎病的患病率可能较高；风寒、潮湿的侵袭，可以引起局部血管和肌肉的反射性痉挛，影响局部血液循环，久而久之也可以造成颈部组织变性和退变，也可以诱发颈椎病的急性发作；另外，心理因素和身体状况不佳，也可能引起或加重颈椎病的症状。"

"本来颈椎病是中老年人的常见病，但是由于社会工作生活节奏的加快、劳动强度的增加，年轻人的颈椎也承受了很大负荷，受到了很多的劳损，使颈椎病的发病有年轻化的趋势。"

"近年来的调查显示，有颈肩部僵硬疼痛不适等症状的青少年越来越多，拍片时也可以发现有颈椎的轻度退变表现。究其原因，大概主要是学生学习紧张，长期伏案读书、写字，导致颈肩肌肉疲劳以致劳损。另外，伏案学习时姿势不正确，每天背着沉重的书包也会增加颈椎的负担。当然，青少年长时间用电脑可能也是导致颈椎负担加重的原因吧！最近有一份研究调查，在被调查的近200例青少年患者中，发病年龄多在14～15岁与17～18岁两个年龄段，刚好是中考前和高考前学习负担重、精神压力大的两个时间段。其主要症状为颈肩疼痛、头痛、眩晕等。当然，按照定义来说，青少年由于还没有开始退变，出现这些症状还不能称之为颈椎病。但青少年出现颈肩部疼痛、酸胀不适、头痛头晕等症状后，也应当注意劳逸结合，适当休息，及时有效地治疗，以避免颈椎退变加速，防止进入中老年后颈椎病的发生。"

"另外，脊髓型颈椎病的发病还可能有比较明显的家族遗传特性，也就是说如果家族中有人得了脊髓型颈椎病的话，那么其他成员再患颈椎病的可能性就要比常人要高一些。"

六、颈椎病和颈椎的骨赘（骨刺）会癌变吗

68岁的韩大妈退休后十分注意锻炼身体和保健，在同龄人中是属于身体非常好的，大家都很羡慕她。韩大妈看到不少自己的同龄人得了高血压、冠心病、糖尿病等老年病，甚至不幸患上了癌症，在为他们感到惋惜的同时，

也自己觉得十分庆幸。

不久前，韩大妈逐渐感到脖子后边，还有右侧肩背部有点酸痛、僵硬、无力，很不舒服，特别是劳累和受凉后这种症状也感到加重；休息一会儿，特别是躺一躺后这些情况可以很好地缓解。

韩大妈不放心，到了医院找到了骨科的张医生。张医生详细询问了韩大妈的情况后，告诉韩大妈，她的这种情况最大可能就是颈项部的肌肉劳损，或者说颈项肌的慢性肌肉筋膜炎。处理方式就是注意劳逸结合，适当休息、减少劳累，可以多躺一躺，防止受伤、受凉，还可以在脖子上戴个颈围领。如果效果还不好，可以在颈肩部贴一些膏药或者抹点药膏什么的，也可以做做理疗，口服一些消炎止痛药，就可以了。

韩大妈还是不放心，要求张医生给她拍片检查。

韩大妈拍片后，张医生仔细看了韩大妈的颈椎 X 线片后，说道："您的颈椎仅仅有一些骨质增生，或者说是骨刺形成，这是多数老年人常见的、随着年龄增长的颈椎退变的表现，您目前脖子的酸痛、僵硬的症状可能和您颈椎的骨质增生，或者说骨刺引起的颈椎骨关节病有关，您的颈椎骨关节病也可能加重颈部肌肉的劳损。

"还有一种可能，您目前脖子酸痛僵硬的症状也可能是由于过度劳累或者轻微损伤后导致的颈项背肌筋膜炎，也就是老百姓常说的颈项肌劳损。"

"那目前我的症状到底是颈椎骨刺引起的，还是颈项肌劳损引起的呢？"韩大妈不解地问道。

"嗯，"张医生迟疑了一下，答道，"这两种情况很难准确地判断和区分，或者可以说互为因果关系，它们都可能引起或者加重颈项的疼痛、僵硬、无力的症状。一般我们在临床上也并不对它们进行详细的鉴别和判断，或者有时候可以统称为颈项部慢性劳损性疾病，但它们的治疗原则都是一样的，都是适当地休息或者卧床休息，注意劳逸结合，注意保暖，防止颈部受凉受伤，可以在颈部进行局部热敷，口服消炎止痛的西药或者加用活血化瘀的中药，也可以在颈部外用止痛的膏药治疗。"

"那我是不是还需要进一步再查个颈椎的磁共振或者 CT 呢？"韩大妈追问道。

"一般来说没有这个必要，"张医生回答道，"对于像您这样考虑颈项部劳损或者骨刺的情况，做磁共振或者 CT 对于进一步的诊断，也没有太大的意义，估计做了核磁共振以后，您也还是像我刚才所说的那样治疗和处理。"

"我还是想做一个磁共振或者 CT，您看行吗？我这颈椎会不会长癌症呢？要是得了癌症，可就是不治之症了呀！"韩大妈还是不放心。

"嗯，一旦得了癌症，治疗起来的确非常困难。"张医生回答道，"您的这种心理状态是可以理解的，特别是像您这样上了年纪的人，更是害怕癌症。虽然像您这样的中老年人是癌症的高发人群，但不是所有的情况都是癌症的信号。像您的情况，最常见的原因还是上面所提到的颈椎骨关节病、颈肌劳损或者说颈背肌筋膜炎等劳损性因素。"

"长在颈椎的癌症是非常少见的，您的情况不符合长在颈椎的癌症的那些特点。癌症是老百姓的俗称，学名叫恶性肿瘤。对于发生在颈椎的恶性肿瘤，一般有两种情况。最多见的是由于身体其他部位已经有了恶性肿瘤，经过血液循环或淋巴途径转移到颈椎而来的转移性肿瘤；另一种少见的情况是颈椎自身的组织发生恶变，我们称之为颈椎原发性的恶性肿瘤。虽然常规拍 X 线片对于发生在颈椎的恶性肿瘤难以早期发现，但发生在颈椎的恶性肿瘤在大多数情况下有逐渐加重的颈项背疼痛，或者出现四肢疼痛麻木无力的症状，还有夜间疼痛剧烈，而且服用一般的止痛药物效果差。您的情况与这些恶性肿瘤或者说'癌症'的特点相差甚远，再者，稍有风吹草动就进行昂贵的磁共振和 CT 检查，往往形成巨大的浪费，对患者造成不必要的经济负担；频繁的 X 线和 CT 检查还会对人体有辐射的不良影响。"

"但是，发生在颈椎的原发性或转移性恶性肿瘤，早期也可以表现为颈项疼痛。但颈椎恶性肿瘤患者一般疼痛剧烈，服用一般的止痛药难以缓解疼痛，甚至夜间难以入眠。一旦出现肢体麻木无力等脊髓神经根受压的表现，可以在短期内迅速加重。因此，对于迅速出现的颈项背剧烈疼痛或者四肢疼痛麻木无力的情况，应当警惕颈椎肿瘤的发生，早期进行磁共振检查有助于疾病的早期发现。"

"有些患者，以前得了其他部位的恶性肿瘤，比方说乳癌、结肠癌等，经过积极的手术治疗或者放化疗等，虽然已经病情稳定，但如果这个时候出现了颈项腰背疼痛的症状，特别是剧烈疼痛的情况，应当高度警惕癌症转移到颈椎的可能，这个时候就应当'草木皆兵'，积极地进行磁共振检查了。"

"那我以前没有得别的什么癌症，"听了医生的解释，韩大妈还是不放心，"虽然现在是颈椎的骨刺，是良性的，但颈椎的骨刺以后会不会癌变呢？"

张医生笑着说道，"骨刺或者说是骨质增生是随着年龄增长的退变性表现，颈肌劳损或颈肌筋膜炎也是属于劳损性疾病，它们和发生在颈椎的恶性肿瘤没有半点关系的，两者具有不同的发病机制和原因，相互也没有因果关系，不必担心会癌变。"

"除了颈椎，人体其他骨关节，包括腰椎、膝髋关节等部位的骨刺等退变性疾病，比如说颈椎病、腰椎间盘突出症、腰椎管狭窄症、各个关节的骨性关节炎等，也都是属于随着年龄增长而出现的老化退变或者慢性劳损的表现，也都不会癌变的。另外，老年人常常出现的骨质疏松症和'癌症'也是两码事，也是不会癌变的，不必多虑。"

"那我就放心了，这方面的疑惑解开了。"韩大妈长舒了一口气。

七、颈椎病有哪几种类型

宋教授问道："前边您说过，我的这个颈椎病是神经根型颈椎病。颈椎病都有哪几种类型啊？我这个神经根型的颈椎病是怎么回事啊？"

"哦，看来还需要再给您简单复习一下，"张医生面带神秘感地说道，"前面我给您讲了颈椎病的定义，您还记得吧？"

"是的，记得，"宋教授闭着眼睛，像小学生一样背书一样，背诵了起来，"您说过，由于颈椎的退变，包括椎间盘突出、骨刺、颈椎节段之间的不稳定等，所导致周围的重要组织结构受到损害，并且出现了相应的临床症状，就可以称之为颈椎病了。"

"是的，非常正确，"张医生指着墙上的挂图，进一步解释道："颈椎病的不同类型就是根据颈椎退变后，不同的重要组织结构受到损害的情况来划分的，这主要是根据患者的临床症状表现来确定的。

"目前分为神经根型、脊髓型、交感型，还有食管型颈椎病，不同类型的颈椎病有不同的临床症状表现。比方说，神经根受到刺激和压迫，并出现相应症状的，称之为神经根型颈椎病；脊髓受到刺激和压迫，并出现相应症状的，就称之为脊髓型颈椎病；颈交感神经受到刺激和压迫，并出现相应症状的，就称之为交感型颈椎病；颈椎前面就是食管，由于颈椎前边的骨刺过大而导致食管受到压迫，患者出现吞咽困难的，就叫作食管型颈椎病。"

"颈椎病的这种分型是人为的，是以患者出现的症状，结合医生为患者进行的体格检查，还要结合颈椎的磁共振、CT 和 X 线片等检查结果来进行判断。但到了患者身上往往并不是单纯的某一型颈椎病，由于颈椎病复杂的病理改变，颈椎退变后，脊髓、神经根、交感神经和椎动脉，可以好几个组织器官同时受到刺激或压迫而出现相应的功能障碍，患者可以同时有脊髓型、神经根型甚至交感型复杂的症状表现。临床上有不少患者出现多个重要的组织器官受到损害和压迫，并且表现出更为复杂多样的临床症状的，则称为混合型颈椎病。根据统计，神经型颈椎病占整个颈椎病的 60% ~ 70%，交感型和脊髓型各占 10% ~ 20%。目前，混合型颈椎病的比例有上升的趋势。"

"科学的东西总还是有很多搞不清楚的问题，在颈椎病的认识方面也是这个样子。专家们对于颈椎病的分型还有争议，其中争议最大的是交感型和椎动脉型颈椎病；另外还有一些专家认为颈椎退变与脖子的疼痛应该有关系，这类情况也应该被称之为颈型颈椎病。不过骨科医生对于神经根型和脊髓型颈椎病的认识一般没有太大的争议。"

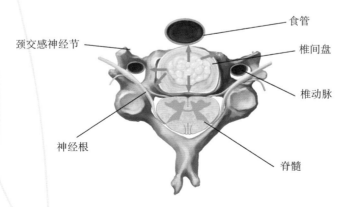

图 3-4　颈椎病发病机制示意图

第 **4** 章

GUANYU JINGZHUIBING DE YINGXIANG JIANCHA

关于颈椎病的影像检查

一、X 线片是颈椎病最基本的检查

张医生把宋教授的颈椎 X 线片插在看片灯上，继续讲道："这是您的颈椎 X 线片，您知道 X 线片是怎么回事吗？"

宋教授回答道："这个我知道，X 线就是 1895 年德国的物理学家伦琴发现的吧？由于当时无法解释它的原理和性质，因此借用了数学中代表未知数的'X'作为代号，称之为 X 射线吧？为了纪念发现 X 射线的伦琴，因此 X 射线又叫作伦琴射线。"

"您的学识真的是非常渊博啊！"张医生叹服道，"X 线是可以穿透人体的，当 X 线射向人体时，由于人体不同组织器官的密度和厚度不同，使得 X 射线在穿透人体组织时有不同程度的衰减。这样，穿透人体后有不同衰减的 X 线感光了摄影胶片后，可以在感光胶片上留下深浅不同的影像，这就是 X 线片了。在人体组织中，骨骼、软组织和胸腔肺组织是密度差异较大的器官。因此，X 线检查是骨科医生的检查利器，是最基本的骨科影像检查手段。价格便宜，简单易行，能够清楚地显示人体骨骼的形态结构，适合多数骨科患者的常规检查。很多的骨科疾病，特别是骨折，还有骨关节和脊柱的退变、增生、骨刺等，采用 X 线检查都可以得到很好的诊断，老百姓自己拿着 X 线片也能很容易地看到骨骼的情况。"

"X 线检查可以让医生透视或看见人体内部的结构，举个例子，您好理解一些。演艺界的好多女明星，喜欢穿所谓的透视装，人们透过薄如蝉翼、几乎透明的衣服，可以隐约看见里面的肌肤，这也是所谓的'透视'。只不过 X 线透视能穿过衣服、人体的皮肤、软组织和骨骼，最后形成透视的图像。但由于是透视，所以人体立体的组织结构是叠加在一张片子上的，所以我们看到的 X 线片上就可以看见人体不同组织结构的轮廓叠加在一起了。"

"我基本明白了，正因为透视的图像是将人体立体的组织结构叠加在一张片子上，所以需要从正位和侧位两个方向透视拍片，才能将人体内部结构看得比较清楚吧？"宋教授问道。

"是的，"张医生回答道，"在颈椎病检查方面，X 线片对于颈椎的骨结构可以显示得比较清楚。人的颈椎 X 线片的侧位片，相互重叠干扰的组织图像少一些，所以我们看得比较清楚一些。"

"您已经对颈椎的解剖结构有了基本简单的了解了，估计现在您也能够从 X 线片上找到相应的结构了吧。"

宋教授拿起张医生桌子上的那个颈椎模型，从正面看了看，侧面看了看，又对照看片灯上插着的自己的 X 线片，指着片子问张医生："这是我的颈椎的正位片吧？这是我的颈椎的侧位片吧？这是我的颈椎的椎体吧？这个是棘突吧？嗯，还有，这个是我的寰椎，这个是我的枢椎，这个是我的第三、第四、第五椎体吧？"

"看来您真的是无师自通啊！"张医生不由得又夸赞起宋教授来。

"我们正常人颈椎是稍稍向前弯曲的，称为生理性前凸，在侧位 X 片上可以看见这样的生理性前凸的曲度。在某些颈椎病患者，或者某些颈项疼痛患者的侧位 X 线片上，可以见到颈椎正常生理曲度消失变直，甚至可以有轻微后凸的变化；在侧位 X 线片上还可以见到有椎间隙变窄，以及椎体后缘有骨刺形成；也可以见到韧带骨化或钙化，尤其是后纵韧带骨化和项韧带钙化等，项韧带钙化的位置往往显示颈椎不稳定的椎间隙节段；还可以见到颈椎椎管狭窄、先天性颈椎畸形等。某些颈椎的节段，由于不稳定，可以比其他的节段活动过大，在颈椎过伸过屈侧位片上可以见到这些节段椎体间有滑移、成角的现象，称之为颈椎不稳。"

"您看您的这个 X 线片上，就可以看到颈椎轻度的增生退变表现，这个表现跟您目前 46 岁的年龄是基本吻合的。颈椎的曲度在颈 5 ~ 6 间隙这个部位有些轻微的成角，颈椎的多个节段有轻度的骨刺的表现，颈 5 ~ 6 这个椎间隙有些狭窄。"

"X 线检查的缺点是难以显现软组织的病变，因此，对于颈椎病患者脊髓神经根的变化无法显现。所以从您的 X 线平片上，我们也看不见椎间盘突出、还有脊髓或者神经根受压的表现。"

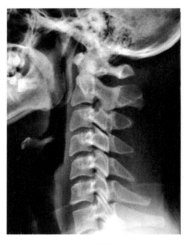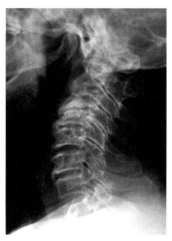

正常   退变

图 4-1　颈椎正常和退变的 X 线片

"颈椎的 X 线片可以反映颈椎骨结构的变化，也可以清楚地反映出颈椎退变增生的情况。颈椎病患者 X 线片上可以有不同程度的颈椎增生、退变的表现；但是 X 线片发现有颈椎增生退变，并不一定都是颈椎病。按照颈椎病的定义和诊断原则，颈椎病应该是颈椎退变后导致邻近相应的重要组织结构损害，并出现相应临床症状的退变老化疾病。因此，仅有 X 线检查所见的颈椎退行性改变，而没有相应的颈椎病临床症状的，是不能诊断为颈椎病的。"

"由于自然的老化退变过程，90% 的 60 岁以上正常人拍 X 线片的时候是可以发现颈椎骨刺形成、椎间隙狭窄等退变表现的，但绝大部分人并不一定有相应的临床症状。"

"哦，我明白了，"宋教授恍然大悟，"我们假设一下，是不是从大街上随便拉一个七八十岁的老年人，这些人大多数一般都没有颈椎病的症状，给他们拍个颈椎的 X 线片，基本上都能发现颈椎的增生退变，是这样子的吗？"

"应该是这样的，颈椎在 X 线片、包括在磁共振影像上退变程度的表现和临床症状并不一定成正比，"张医生继续滔滔不绝地解释道："也就是说，有相当一部分正常人在进行健康普查拍片时，可能发现有骨刺形成、椎间隙狭窄、椎管狭窄、颈椎不稳定等颈椎退变的影像学表现，但没有相应的临床症状；或者，有些颈椎病患者的 X 线检查可以发现骨刺形成、椎间隙狭窄等颈椎的退变表现比较重，但是患者的临床症状相当轻微；而某些患者在 X 线片上颈椎的退变表现比较轻，但临床症状可能反而比较重。"

"颈椎病患者经过严格系统的保守治疗，症状明显缓解或者痊愈后，其 X 线片或者磁共振、CT 等影像检查基本都不会有什么明显变化。颈椎病患者经过治疗后，少数患者颈肩部的疼痛和肌肉痉挛缓解后，颈椎的生理曲度可能会有一部分恢复，过伸过屈侧位片上颈椎僵硬的表现可能也会有一些好转，而其他的病变如椎间隙狭窄、椎体前后缘骨刺、椎管狭窄、颈椎不稳定等表现一般不会有明显的改变。因此，评价颈椎病的治疗效果应当以患者临床症状的改善为主，而不是以 X 线片或磁共振、CT 等影像学表现的变化为主。但是，目前有相当多的患者以及一些基层医院的医生，仍然错误地把非手术保守治疗的目的认为应当是消除骨刺，错误地把是否消除骨刺作为评价治疗效果的指标。"

"有许多患者，在保守治疗一段时间后，来到医生那里，要求再复查 X 线片或者磁共振、CT 等，想看看治疗效果怎么样，其实这没有什么必要。我们刚才说过，评价颈椎病的治疗效果，主要是看症状变化，而不是影像片子上的变化。经过一段时间的非手术保守治疗以后，虽然患者的症状明显缓解甚至消失，但当患者拍片时，颈椎退变是不会有任何减轻的表现的，因此当放射科报告写道，'与前片对照骨刺未见缩小'的时候，患者不必悲观地认为真的就'治疗无效'了。"

"甚至，患者患颈椎病多年，可能症状没有什么变化，或者经过治疗后症状已经有了明显的缓解，但是由于时间的推移，患者年龄的增加，不可避免地会使颈椎退变的程度逐渐加重。因此得了颈椎病几年后再拍片复查时，即使患者症状没有变化或者症状有所减轻，X 线片上颈椎退变的表现可能反而更加严重。只要患者的临床症状得到了明显的缓解，患者也不必为年龄增加、岁月流逝而引起的自然老化现象而过分杞人忧天。"

"另外，由于 X 线检查具有放射性，虽然每次拍片检查的时候人体接受的放射量很小，患者也不必过分担忧；但是如果长期、反复、多次、不加节制地接受 X 线检查的话，其放射量累加起来，对人体的危害也是不可忽视的。因此，颈椎病患者如果诊断明确，没有必要反复拍片检查，也不应当以拍片检查的结果来评价非手术治疗的效果。"

"啊，您给我讲了这么多，看来我也不能再闹这样的笑话了，"宋教授若有所思地自言自语道。

二、CT 在颈椎病检查中的应用

"张医生，我知道 CT 好像也是采用 X 射线进行检查的方法吧？它在颈椎病的检查中有什么用处吗？"宋教授有问不完的问题。

"是的，您的知识面很广的，"张医生还是一如既往地夸奖着宋教授，"CT 是'计算机 X 线断层摄影机'或'计算机 X 线断层摄影术'的英文简称，由于 CT 在医学检查当中用得非常普遍，也很有名气，所以现在老百姓都只知道这个英文简称，几乎没有人知道它原来的全称了。

"CT 是从 1895 年德国物理学家伦琴发现 X 射线以来，X 射线用于医学诊断方面的最大突破。CT 由英国物理学家在 1972 年研制成功，是近代飞速发展的电子计算机技术和 X 线检查影像技术相结合的产物，是 X 射线在医学检查诊断中的一大革命，现在 CT 检查已经成为医学诊断中不可缺少的影像检查手段。"

"CT 是从 X 射线机发展而来的，是利用 X 射线束对人体的某一部位按一定厚度的层面进行扫描。前面咱们说过了，由于人体各种组织的密度不同，X 射线穿透人体不同组织后的衰减也不同，检测器接收到有差异的射线信号后由计算机进行处理，输出到显示的荧光屏上显示出图像，这就是我们现在看到的 CT 图像了。"

"CT 与传统 X 线摄影相比，有极高的密度分辨力，能区分密度变化更为细微的人体组织。它的密度分辨范围多达 2000 级以上，而传统 X 线片大约只能区分 20 级的密度。这种更高的密度分辨率，不仅能区分脂肪与其他软组织，还能分辨软组织的密度等级；可以观察到人体内非常细小的病变，直接显示 X 线平片无法显示的器官和病变。它在发现病变、确定病变的相对空间位置、大小方面非常敏感而可靠，具有特殊的价值。前边和您说过了，X 线检查的图像是人体结构的立体透视图像重叠叠加的结果，不同层次的图像相互干扰，而 CT 能提供没有组织重叠的图像。"

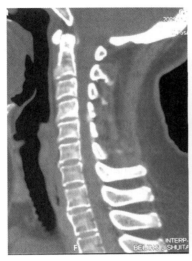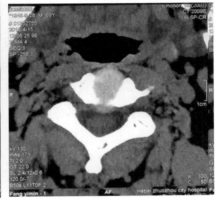

矢状位　　　　　　　　　　横断位

图 4-2　颈椎 CT 矢状位片和横断位片

"咦，我看这些图像怎么和您桌上的模型那么像？是三维的吗？"宋教授惊讶地说道。

"是的，这个是 CT 的三维重建片。"张医生有点神秘兮兮地说道，"您知道，CT 是'计算机 X 线断层摄影机'或'计算机 X 线断层摄影术'的简称，因此，计算机的运算是必不可少的。现代的计算机硬件水平越来越高，运算能力也越来越强。早期的 CT 图像只有横断的，但现代的螺旋 CT、还有计算机三维重建技术提高以后，使 CT 在脊柱外科的诊断价值大大提高。现在的 CT 能进行多个不同切面的图像重建，包括纵切面、横断切面甚至三维立体的图像重建，能够更加直观、逼真地反映人体内部组织结构的变化。您看到的这种三维立体的图像重建，看起来更直观高效，在复杂疾病的诊断和制订手术方案的时候意义更大。"

"那在颈椎病的诊断方面，CT 起到什么作用？扮演什么角色呢？"宋教授不解地问道。

张医生回答道："在颈椎病以及颈椎的其他相关疾病的诊断方面，CT 最适合于颈椎的肿瘤、结核、外伤骨折、畸形等情况的诊断。在颈椎的退变性疾病，也就是颈椎病的诊断方面，由于 CT 的密度分辨率高，对于椎间隙狭窄、椎体的骨刺、后纵韧带骨化等骨性病变的显示要比磁共振及 X 线片要清楚得多。特别是在颈椎病患者需要手术前，进行 CT 检查，可以更进一步提高诊断的准确性，对于手术方案的制订和手术过程的预判有更好的指导作用。"

"CT 和 X 线检查一样都属于属于放射线检查，对人体都有一定的放射线辐射损害，由于 CT 是对人体的连续放射线扫描检查，每次检查时人体所接受的放射线辐射比一般 X 线检查要高得多，因此盲目多次的 CT 检查是无益甚至是有害的。如果不是特别必要，妇女在怀孕期间最好不要进行 CT 检查，以免 X 线辐射对胎儿造成不良影响。"

三、磁共振成像（MRI）在颈椎病诊断中的作用

宋教授从自己的磁共振片袋中抽出几张片子，说道："张医生，这是我的磁共振的片子，您给我讲讲这个好吗？"

"好的。磁共振成像又称为核磁共振，简称核磁，英文缩写是 MRI，您看，您的这个影像片袋上面印的就是 MRI 这 3 个大写的英文字母，"张医生指着桌子上的影像片袋对宋教授介绍道，"刚才给您介绍过，骨科医生最常用的影像检查技术手段就是 X 线片，也就是老百姓所俗称的拍片子，然后就是 CT 了。这两种技术都是利用 X 线穿透人体进行检查，利用人体组织的密度不同来进行分辨，所以对于高密度的骨骼变化显示得很清楚，因此，X 线片和 CT 是骨科医生的检查利器，但他们对于身体里更多的软组织的显示和分辨却很不清楚。"

"磁共振技术是 20 世纪 80 年代才发展起来的影像诊断技术，它的机制和原理和传统的 X 线和 CT 不同：人体所有的组织细胞中都有氢原子，在强大的磁场中受到激发，产生磁共振现象，从而可以将人体各个组织的形态形成图像，来进行诊断的一种全新的、革命性的影像诊断新技术。磁共振图像

异常清晰、精细、分辨率高，对比度好，信息量大，特别对不同的软组织结构和层次显示得非常好，使医生如同直接看到了人体内部组织那样清晰、明了，大大提高了诊断效率。目前已普遍应用于临床，已经成为临床各科所普遍使用的影像检查手段。"

"我们能够越来越多地享受现代高科技发展的成果了。"宋教授随声附和道。

"是的。"张医生继续滔滔不绝地介绍说，"磁共振几乎适用于全身各系统不同疾病的诊断，它能分辨出人体中脂肪、肌肉、肌腱、血管、神经及骨骼等组织。目前，在临床上已广泛用于脑、脊髓、心脏、肌肉、肺、肝、肾、胰、盆腔、骨、骨髓、血管和肿瘤等器官和组织病变的诊断，并已经取得了很好的效果。这些，对于 X 线和 CT 检查几乎是不可能完成的任务。"

"磁共振在脊柱外科的应用，使脊柱疾病的诊断水平有了长足的进步。对于颅脑、脊髓等部位的疾病来说，磁共振是当今最有效的影像诊断方法。与 X 线片及 CT 相比，它能够准确地揭示出脊柱脊髓的解剖结构及各种病理改变，还能直接显示出脊髓内部的病变。"

"在颈椎病的诊断方面，磁共振能清晰地显示椎间盘退变、突出及突出的程度；还可以清晰地显示脊髓和神经根所受到压迫的情况；更可以清晰地显示脊髓的形态，脊髓的受压变形、脊髓内部结构的变化，包括脊髓神经根受压后的缺血、变性、水肿等改变也可以显示得清清楚楚；另外，脊髓本身的炎症、脊髓肿瘤、还有脊髓空洞形成等情况也可以显示得很清楚；还可以清楚地显示出颈椎手术后脊髓神经根减压的情况。"

"因此，磁共振在颈椎病的诊断中有着非常广泛的应用，是我们脊柱外科医生必不可少的检查手段。"

"磁共振为颈椎病的诊断与鉴别诊断提供了重要依据，目前在脊柱外科的应用范围大大超过 CT 检查，诊断价值明显优于 CT。而且对于需要接受手术治疗的患者来说，磁共振是手术前病情的估计、手术方式的选择、手术方案的制订、手术中困难的预先判断、预后的判断估计，以及手术后脊髓神经根减压情况观察等必不可少的检查手段。"

"而且,磁共振不会像 X 线片和 CT 那样产生对人体有损害的放射性辐射，对机体没有不良影响，属于无创性的检查，甚至孕妇接受磁共振检查时对胎儿也没有任何不良影响，更显现出其优越性。"

"磁共振那么好，难道它就没有什么缺点吗？"宋教授不解地问。

"当然了，磁共振也存在不足之处。首先，磁共振对骨的细微结构的显示远远不如 X 线平片及 CT 清晰。对于显示颈椎骨质增生、骨刺以及颈椎后纵韧带骨化，还有椎管狭窄等骨组织的退变情况时，远远逊色于 X 线平片和 CT。但磁共振由于能清楚地看到脊髓神经根的影像，因此，在显示颈椎骨刺、后纵韧带骨化、椎管狭窄这些骨组织的改变对脊髓神经根的压迫方面又要明显优于 CT。"

"另外，磁共振检查成像时间比 CT 长得多，检查的时候要求患者一动不动地保持仰卧位十几分钟到半个小时不等，否则图像就不清楚。就像大家用普通相机或手机照相的时候，被照相的人活动了，图像就会虚，道理是一样的。有些神经根型颈椎病或者颈椎肿瘤患者，可能会有剧烈的颈项部疼痛伴有上肢放射性疼痛症状，检查的时候长期保持仰卧位可能会疼痛加重而难以耐受；或者有帕金森病，患者不停抽动，难以坚持完成磁共振检查。如果他们在检查的时候稍稍一活动，图像就会虚，就会不清楚。而 CT 扫描速度快得多，所以这个问题不是很严重。"

"我想起来了，我这些天脖子和右上肢疼得厉害，平常低着头、歪着脑袋会舒服一些，晚上睡觉的时候枕头垫得高一些才能缓解一些疼痛。那天做磁共振检查的时候，检查的技师要求把我的脖子放平了躺着，我就疼得厉害，但我咬牙坚持，总算把检查做完了，您看看我的这个图像没有虚吧？还清楚吧？图片能看清楚吧？"宋教授着急地接过话头问道。

"您的图像很清楚，没有虚。表明您在磁共振机器里面检查的时候，坚持得不错！"张医生表扬了宋教授。

"磁共振检查还有一个缺点，就是比 CT 检查贵多了。所以，目前尚未成为常规检查项目，特别是在广大基层地区目前还未普及。"张医生继续说道，"磁共振机器是高科技设备，科技含量非常高，购置及运行维护成本非常高。"

"第一，磁共振的机器设备就非常昂贵，现在一台磁共振设备价格约 100 万美元，而一台超导磁系统的磁共振机高达 200 万美元以上，目前国内大部分高质量的磁共振机器都是进口设备；第二，安装磁共振机器设备需要有特

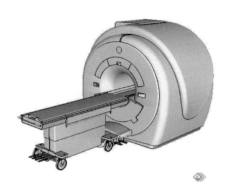

磁共振机器

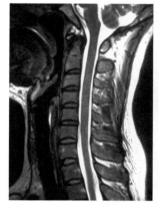

正常颈椎核磁共振片子（矢状位）

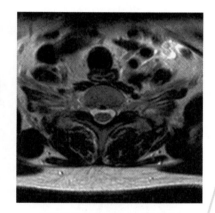

正常颈椎磁共振片子（横断位）

图 4-3 磁共振机器及正常颈椎磁共振矢状位和横断位片

殊改装的房间，必须防磁、防电干扰，这又是一笔费用；第三，磁共振机器运转维护费用高，对房间内的温度和湿度有严格的要求，平常要求温度严格控制在 20 ～ 24℃，湿度控制在 50% ～ 60%，否则机器设备就不能正常运转。机器设备的运转，包括大功率的恒温恒湿空调，需要耗费大量的能量，一年约耗电 40 万度（千瓦时），仅电费一项每年就需要几万元至 10 万元人民币，还需要液氦、液氮、重水和其他材料等。把这些设备运转维护的成本项目算进去，磁共振检查费用昂贵就好理解了。"

"您说磁共振检查的房间要保持恒温，我是有体会的，"宋教授说着就有点不好意思了，"上次我检查的时候，进到检查房间，就觉得一股凉气扑面而来，心里还想着呢，大夏天的，他们检查的医生把空调开那么足，够舒服的啊！

后来看见检查技师出来穿着军大衣，我还问他们，既然你们都嫌冷，还穿着军大衣，为什么不把空调温度开高一点，多浪费电呀！现在听您这么一解释，才明白了，原来是这昂贵的磁共振机器太娇嫩了！"

"磁共振虽然那么贵，但是刚才我跟您讲了它有那么多的好处，还是物超所值啊！"张医生喝了一口水，不好意思地说道，"啊，对了，我越说越远了，我们还是结合您的磁共振片子说说您的情况吧！您看您的这个磁共振片子，这些图像我们可以理解为将人体一层一层纵向剖开后，看见的内部结构，我们医生称之为矢状位片；而这些图像呢，我们可以理解为将人体一层一层横断剖开后，看见的内部结构，我们医生称之为横断位片。"

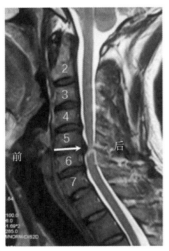
矢状位

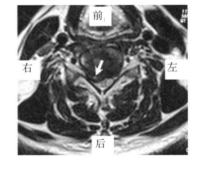
横断位

图 4-4　宋编辑的颈椎磁共振矢状位及横断位片（白色箭头所指显示颈 5 到颈 6 的椎间盘向右后方突出）

"咱们先看看您的颈椎磁共振的矢状位图像，这些图像就像是从右向左一层层纵向切开显示一样。您看，中央的这几个层次能很清楚地显示您的颈椎椎体和椎间盘的情况，然后这椎体后边就是您的脊髓了。这里，可以看见您的颈 5 到颈 6 的椎间盘向后方突出，压迫了您的神经根。"

"咱们再看看您的颈椎磁共振的横断位图像，这些图像就像是从上到下一层一层横断切开一样。结合这个定位片，我们就可以看见这里颈 5 到颈 6 的椎间盘向右后方突出，压迫您的神经根了。这就是说，矢状位片和横断片结合起来，我们医生就能明确您的椎间盘突出，还有脊髓神经根受压的情况了。"

四、体内有金属能进行磁共振检查吗

宋教授继续说道，"我上次做磁共振检查的时候，检查技师详细地询问了我身体里面有没有金属，有没有做过手术，有没有假牙，有没有放过心脏或者血管支架，有没有放过心脏起搏器，还有好多。还让我仔仔细细填了个表，签了个字，让我保证身体里面没有金属才让进去做检查，好认真啊！"

"是的，"张医生回答道，"磁共振机器有非常强大的磁场，而铁金属在磁场中有可能发生位置的移动和产热，严重者可能会给患者带来生命危险。因此身体里边有铁金属的人进行磁共振检查，存在着一定的风险和不确定性。"

"钢铁是现代生活和生产活动中必不可少的金属材料，可以说离开了铁，我们就无法生活，现代科技的每一项发展都是离不开铁的，医学科学的发展也应该是这样的吧！"宋教授坚定地说道，"我知道，有一个专有名词叫医用不锈钢，其实它的主要成分也都还是铁啊！"

"是啊！做手术的时候，放置到人体里的很多金属材料都含有铁金属，特别是早年放置到人体的金属材料基本上都是医用不锈钢制成的。比如说，在动静脉血管、食管、前列腺、胆道、胃肠道这些部位的手术中放置的金属夹、金属支架、缝合器、吻合器等，还有骨科手术内固定使用的钢板螺钉等，由于多年前使用的这些金属大多是医用不锈钢制成的，这些都是不能做核磁共振检查的。否则这些置入人体的医用不锈钢金属可能在强大磁场作用下移动或发热，损伤邻近大血管和重要组织，产生严重后果，甚至危及生命；现在技术进步以后，这些置入人体内的金属纷纷改成钛金属，那么近些年做的这些置入体内的钛金属手术的患者，做磁共振检查应该是安全的，至少做磁场强度比较低的磁共振是安全的。"

"是的，"宋教授接过话头说道"我知道，钛金属在磁场中是没有反应的，不会移动，也不会发热。"

"是的，"张医生继续说道，"但是早年置入人体内的一些金属材料可能是医用不锈钢的，只有近些年置入体内的金属才是钛金属的，磁共振的医生需要仔细甄别，防止危险的发生。有些时候还需要患者到原来手术的医院开证明，证明是钛金属的，医生才敢给做磁共振检查。有些时候，还需要患者签字确认，这样做也是为了保证患者的安全。"

"以前认为身体里面有金属的患者是不能做磁共振的，但是随着近些年来医学中钛金属的广泛应用，置入人体的金属材料基本上已经淘汰医用不锈钢了。还有，人们对磁共振也进行了越来越深入的研究，发现体内有金属不能做磁共振的情况也越来越少了，至少很多情形都能做低磁场强度的磁共振了。例如骨科手术用的钢板螺钉都已经逐步淘汰了不锈钢材质，换成钛金属，现在骨科医生都把它们慢慢改叫作钛板、钛钉了，这些情况都能做核磁共振检查了；以前认为骨科的人工关节置换术后不能做磁共振检查，近年来的研究发现，如果人工关节远离磁共振检查的部位是没有明显影响的。另外，近些年放置的金属避孕环、假牙等，进行低场强的磁共振检查也应该是没有问题的了。不过，有些不明原因的体内金属，比方说，由于外伤遗留在体内的不明金属或者弹片等情形，做磁共振还是存在不确定的风险的。"

"但是，我听说戴有心脏起搏器的患者，目前还是不能做磁共振检查的吧？"宋教授说道。

"嗯……"张医生迟疑地回答道，"这个还有争议，通常认为心脏起搏器里边有大量的电极，还有电路，是不能做磁共振检查的。但是现在的研究表明，安放了某些新型特殊类型的心脏起搏器的患者，在心脏专家进行严格评估并进行特殊处置后，一部分患者可能还是能进行磁共振检查的。具体情况就需要请教心脏病专家啦，我就不大懂啦！"

"我去做磁共振检查的时候，在磁共振检查室门外，看见贴有巨大醒目的警示标志，注明禁止进行磁共振检查的情况，基本上就是您说的这些。"宋教授说道。

张医生继续说道，"还有，在进入磁共振检查室之前，应当除去身上带的手机、磁卡、手表、硬币、钥匙、打火机、金属皮带、金属项链、金属耳环、金属纽扣及其他金属饰品或金属物品。否则，检查的时候可能影响磁场的均匀性，造成图像的干扰，形成伪影，不利于病灶的显示；而且由于强磁场的作用，金属物品可能被吸进磁共振机器，从而对非常昂贵的磁共振机造成破坏；另外，手机、磁卡、手表等物品也可能会遭到强磁场的破坏，而造成个人财物不必要的损失。"

"嗯，是的，我在新闻里看见有报道说，有人把轮椅担架抬进磁共振检查室，结果被强大的磁场吸进机器设备里，这样对那么昂贵的磁共振机器损害就太大了吧！"宋教授附和说道。

五、幽闭恐惧症患者难以进行磁共振检查

"张医生，我听说有一种叫幽闭恐惧症的患者，他们是无法接受磁共振检查的，是这样的吗？"宋教授问道。

"您的知识很渊博啊，连这个病都知道。"张医生对宋教授伸出了大拇指，"我当了这么多年的医生，也是因为听说有幽闭恐惧症的患者不能做磁共振检查，才知道有这个病的。"

"由于磁共振机器设计方面的原因，患者做磁共振检查的时候，是躺在一个特制的检查台子上，然后被送入一个非常狭窄的管道空间里进行磁共振扫描检查的。因此，患者所呆的空间不可能很大，甚至非常局促，患者躺在这个非常狭窄的管道空间里边是不能翻身、不能活动四肢，甚至也不能抬头的。"

"是啊！"宋教授说道，"在这么狭窄的空间里面，患有幽闭恐惧症的患者肯定是呆不下去的。"

张医生说道，"幽闭恐惧症是一种心理障碍或者说是心理疾病，他们在封闭狭小的空间里会产生极度的恐慌，他们会因为无法逃离这样的情况而感到恐惧、害怕，同时会出现心慌心跳、呼吸气促、出冷汗、手足发抖、肌肉抽动，甚至昏厥的表现；但一旦离开狭小封闭的环境，就可以自行恢

复正常。"

"所以，患有幽闭恐惧症的患者，在核磁共振检查机器那么狭窄局促的空间里，是很难坚持呆下去的，因此他们很多人难以坚持完成磁共振检查。

"比较严重的幽闭恐惧症患者，平常呆在一个封闭狭小的空间里，比方说电梯里，都可能会产生恐惧的心理反应。实际上很多很轻的幽闭恐惧症患者，平时生活中都没有发现什么异常，只是在做核磁共振检查时才发现自己有这个毛病。"

"实际上，对于这些在平时生活中没有什么异常表现的、轻的幽闭恐惧症患者，在做磁共振检查的时候，在医生和患者家属的鼓励下，自己精神放松、调节情绪、增强自信心，部分患者还是可以坚持做完检查的。"

"在我们生活中其实还有很多平常非常正常的，或者看似非常正常的人，在某些特定的环境下会产生一些莫名其妙的恐惧感，而出现紧张、焦虑、眩晕、心慌憋气的感觉，比方说有密集恐惧症、广场恐惧症等，这都是属于一些比较轻微的心理障碍。对了，您知道恐高症吧？恐高症大概就是属于恐惧症的一种，据说生活中很多人都有恐高症的。"

"张医生，我发现您的知识更全面，您不仅是骨科医生，对精神心理方面的问题也知道这么多啊！"宋教授也夸起了张医生。

"嗯，谢谢您的夸奖！不过，对于医生，这些知识我们是应当了解的。我还是不久前刚刚从精神科医生那里学到的。"张医生不好意思起来。

六、如何选择 X 线、磁共振、CT 检查来诊断颈椎病

"张医生，作为颈椎病患者，我们应当如何选择 X 线、CT 和磁共振检查呢？"宋教授还是一头雾水。

"嗯……，"张医生不由得拉长了声音，"这个嘛，专业性太强，作为患者，还是听医生的，由医生来判断比较好。我们医生向患者进行医学科普教育的目的不是让患者都成了专家,来替代医生,而是让患者能更好地听懂医生的话，

更好地配合医生。"

"前边讲过了，这三种检查手段各有其适用范围，是不能互换替代的。"

"一般来说，由于 X 线检查主要能显示骨组织的问题，而磁共振主要能显示软组织的问题，所以如果怀疑颈椎有问题的患者需要进行影像检查的时候，多数情况下采用 X 线片和磁共振的组合就能诊断绝大部分颈椎病。"

"可以首先进行 X 线检查，一来价格便宜，检查简单迅速；二来 X 线检查也是磁共振或者 CT 检查的大体定位的基础和前提。我们在骨科门诊中常常见到有的患者，因为行动不便或是图省事，还有人跟我们说他不怕花钱，或者说反正都能报销，认为 CT 或者磁共振比 X 线片看得更清楚，没必要拍 X 线片了，要求医生一上来就给他做 CT 或者磁共振。CT 的确比 X 线片看得清楚多了，但 CT 对人体的放射线辐射损害比普通 X 线检查大得多，盲目地进行 CT 检查对患者是有害而无益的；磁共振虽然对人体没有放射线辐射损害，但是价格昂贵，且检查耗时过长。"

"如果 X 线片诊断不清楚，可以进一步采用磁共振检查，磁共振检查虽然费用比 CT 贵一些，但是由于对人体没有辐射损害，而且能够提供比 CT 检查更多的影像信息，包括 CT 所不能发现的椎间盘退变、突出，还有脊髓、神经根受压等情况，比 CT 的诊断价值大得多。"

"对于无需手术的患者，一般说来，X 线片和磁共振检查的组合基本就够了。如果需要做手术或者微创介入等治疗，绝大多数情况下还需要再做 CT 的检查，几种检查互相对照、相互补充、相互印证，从而提高诊断的准确性和全面性。手术就好比打仗，诊断越清楚，把敌人的情况了解越清楚、越全面，准备越充分，就越能做到一战必胜！"

张医生继续说道，"还是那句话，这三种检查手段是不可以相互替代的，不是越贵的检查越能发现问题，就诊时还是要遵从医生的检查要求，以便能尽早、准确地发现问题。"

张医生似乎又想起了什么，补充说道："不过，我们在门诊还是可以看到这样的患者，对我们说，'大夫，我前些天落枕了，现在已经好多了，我想拍个片子，拍个核磁，看看有没有什么问题，我有点担心。'其实，看病的过程应当是由医生详细询问患者的情况，经医生判断后再决定是否拍片，拍什么样子的片子。这些都应当由医生决定，而不是患者自己提出要求；患者自己对这些专业知识并不大懂，自己提出的要求对自己并不一定有好处。"

七、放射科报告椎管狭窄，我该怎么办

"张医生，麻烦您帮我看看，"宋教授拿着自己的放射科报告单，一脸惶恐地问道，"我的这个 X 线检查报告单上写的诊断结论是，'颈椎曲度变直，多个椎间隙退变，C5-6 椎间隙狭窄，椎体前后缘骨赘增生，退变性椎管狭窄'；还有，这里，您看这个磁共振检查报告单上的诊断结论写的是，'多个节段椎间盘突出，C5-6 间盘突出为著，相应节段颈脊髓受压变形'，怎么这么多问题啊！都是什么意思啊？是不是很严重啊？"

"首先在这里给您纠正一个概念，"张医生微笑着解释道，"您的这个放射科诊断报告上写的所谓'诊断结论'，仅仅是放射科医生根据您这一次的颈椎 X 线检查或颈椎磁共振检查写的影像诊断意见。而且，您看啊，您的颈椎 X 线片报告单上的诊断意见和磁共振报告单上的诊断意见就不完全一样，差别还挺大的。为什么呢？就是由于不同的检查手段所能显示的病变情况不同，放射科医生所看到的东西也是不同的。前边咱们讲过了，磁共振比普通的 X 线片看到的东西多得多，当然，两种检查手段的机制也不一样。放射科医生从片子上看见什么就写什么，所以，在磁共振的报告单上，放射科医生就能写很多的诊断意见。

"由于工作性质不同，放射科医生和临床医生对同一个患者的认识和关注重点是有差别的。"

"在颈椎病的诊断方面，放射科医生更加关注影像片子上所见到的颈椎退变增生老化、椎管狭窄等人体结构的病理变化，也就是影像片子上所见到的改变，因此放射科医生见到这些影像改变都要如实描述；但他们不直接面对患者，或者根本没有询问患者，也没有亲自检查患者，因此他们是不能做出临床诊断的。从严格意义上来讲，放射科医生写的影像报告，也就是影像诊断意见，不是给患者看的，而是给我们临床医生看的；为我们临床医生做

出正确的临床诊断、制订正确的治疗方案，还有进行准确的预后估计提供帮助和参考，但并不能取代临床医生的临床诊断。"

"而我们临床医生更加关注颈椎退变增生老化、椎管狭窄影像改变与临床症状之间的相互关系，也就是这些影像改变的临床意义。如果患者有颈椎病相应的临床症状，我们骨科临床医生则认为这些影像改变有临床意义，如果没有相应的临床表现，则这些影像改变没有临床意义，不必处理。因此，我们临床医生需要详细询问患者的病史，也就是患者的症状，往往还需要进行详细的体检，然后再结合放射科医生的影像报告，我们还要自己仔细地亲自看片子，综合分析和判断，才能分析得出这些人体结构的病理变化，也就是影像片子上的这些改变与您的临床表现之间的关系，最终得出临床诊断。某些情况下，放射科医生的影像诊断意见可能具有重要的意义，临床医生需要从临床表现出发，参考影像学诊断意见，而不能照搬放射科医生的意见。"

"那，照您这么说，你们骨科医生自己也会看片子，放射科的报告单应该就没什么用了？"宋教授不解地问。

"您这个理解不正确，"张医生纠正道，"放射科医生的工作非常重要。放射科医生和我们临床医生分工不同，各自从不同的角度、用不同的方法，相互配合，共同为患者服务。

"而且，我们临床医生参考放射科医生的报告，就相当于有临床和放射科医生共同会诊讨论给您看病了。当然了，我们的会诊讨论是通过书面形式，也就是放射科医生的影像报告单来实现的。有些患者带着别的医院的 X 线片或磁共振片子来看病，而把放射科报告单搞丢了，这样，我们临床医生进行诊断的时候，就少了放射科医生的诊断参考意见了，患者也就没有享受到放射科医生的会诊服务了。从这个意义上讲，放射科医生的诊断意见还是很重要的吧！"

"现在很多放射诊断报告单是一张 A4 纸的打印报告，看起来正规整齐；而我们临床医生的病历记录，有的医院还是手写的，有的医生还字迹潦草，患者看不清楚。但是，从前面我给您的解释，您应该知道，放射科的诊断报告只是为我们临床医生的临床诊断提供参考意见的。而我们临床医生根据患者的临床症状和体征，结合影像片子的表现，再参考放射科的报告单，才能得到最终的临床诊断意见。而不应当是患者自己仔细研究放射科的报告单，并对报告单中的字句望文生义，那样只能徒增烦恼啊！"

宋教授赞许道："您说得太正确了，其实我们患者或者家属根本没有必要自己琢磨辅助检查报告单上的字句是什么意思，也没有必要对报告单的一些内容断章取义，过于忧心忡忡，杞人忧天。也没有必要让临床医生解释报告单上的所有字句，由于患者没有相应的专业基础，看不懂放射科的报告单是很正常的，你们医生解释起来也还有一定难度吧？"

"而且，对于我们患者来说，我觉得过多地纠缠细节容易拣了芝麻丢了西瓜。我认为最重要的是要知道自己疾病的诊断是什么？还要做什么检查？怎样治疗？效果如何？风险怎样？预后怎样？需要花多少钱？在诊断和治疗过程中，我自己和家人需要如何配合，需要做什么样的物质和精神准备？"

张医生："您的理解很正确，我们医生都有对患者进行医学科普教育的责任和义务，但医生对患者进行医学科普的目的，不是让患者都能给自己看病，对各种检查和治疗的介绍和解释也不是希望患者能够看懂片子或者报告单，也不是希望患者自己成为这方面的专家，而是为了可以使患者能更好地预防疾病的发生，可以使患者更加理性地选择正确的治疗方式，可以增强患者战胜疾病的信心，更好地配合医护人员的医疗工作，提高治疗效果，最终更好地改善患者的生活、生存状态。"

"对于患者或者其家属来说，正确的方法是，将辅助检查报告单交给临床医生，认真听取医生对自己病情的解释，听取对下一步诊断和治疗的建议。而且，我们给患者诊断的目的应该是为了指导治疗和估计预后，而不只是为了搞清楚几个字面上的诊断名称。"

"是的，我终于明白了，我们患者最终还是应该听你们临床医生的解释和意见的。"宋教授会意地点头称道。

张医生继续滔滔不绝地说道："还有，前边咱们讨论过，颈椎间盘突出、椎体后缘骨刺形成所导致的颈椎管狭窄，可以压迫相应部位的脊髓或者神经根，从而出现相应的肢体麻木、无力、疼痛甚至瘫痪以及大小便功能障碍等症状。但这个颈椎的退变、椎管的狭窄是一个缓慢的发生发展过程。一般来讲，25 岁至 30 岁以后，人体的脊柱椎间盘可以开始出现退变增生等老化表现。很多人虽然有颈椎的退变和椎管狭窄，但一直到去世都并不出现脊髓神经根受到压迫的相应症状。还有很多中老年人由于体检或者单纯的颈肩疼痛而进行颈椎的 X 线检查时，都可以发现颈椎的退变增生、骨刺形成、椎管狭窄的影像表现，然而他们却没有脊髓、神经根受压以后出现的肢体麻木、无力、疼痛以至瘫痪的症状。但放射科医生根据他们的影像检查所见，在写放射科报告时，会如实地写上颈椎的退变增生、椎管狭窄等表现。"

宋教授恍然大悟，说道："看来，我们患者拿着这样的报告单找你们医生解释，你们还真得费一番口舌啊！真是难为你们了。"

"嗯，没办法，好像也很无解。"张医生摊开双手，耸耸肩，苦笑着说道，"有些这样的人，看了这样的放射科报告单吓得不轻，精神紧张，跑到我们骨科门诊来看病来了，要求治疗颈椎病，要求治疗颈椎的增生退变。但是这些颈椎的退变增生、椎管狭窄等影像表现，由于没有相应的临床症状，因此也就没有临床意义，对于骨科医生来说，无须处理，患者也不必大惊小怪。"

"我明白您的意思了，您是说这些没有任何临床症状的中老年人，即使拍片子的时候发现有颈椎退变表现的情况，也是不能诊断为颈椎病吧？"宋教授问道。

"是的，您的理解非常正确，"张医生回答说道，"既然这些人还不能诊断为颈椎病，因此也没有治疗的必要了。我们骨科医生是不治疗颈椎退变增生老化的情况的，只治疗这些颈椎增生退变老化所导致的临床症状，也就是患者的痛苦。"

宋教授："看来颈椎病的诊断过程还是很复杂的啊！"

"说复杂也复杂，说简单也简单，"张医生说道，"前边咱们已经反复讨论过了，颈椎病是由于颈椎退变所导致的。颈椎的增生退变是自然规律，但并非颈椎的增生退变就一定会导致颈椎病。仅有颈椎的退变而无临床症状者，只能称之为颈椎退行性改变或颈椎退变，而不能诊断为颈椎病。只有当颈椎的增生退变发展到一定程度，使得脊髓、神经根、交感神经和椎动脉等受到刺激或压迫，并使患者产生相应的一系列症状，如头痛、头晕、颈痛、肢体麻木疼痛和活动障碍等症状的时候，才可以诊断为颈椎病。"

"嗯，我记得，您以前说过，首先要有颈椎的增生退变，其次要有颈椎重要的组织结构受到压迫或刺激，最后，这些重要的组织结构受到压迫或刺激后出现相应的临床症状，这三者同时具备才能诊断为颈椎病，缺一不可的。"宋教授点头回应道。

　　"非常正确！唉！我早就说过了，您没有学医真的是太遗憾了。"张医生夸奖宋教授，"我们临床上对颈椎病的诊断过程就是寻找这三个方面的证据。具体来说，就是医生首先要详细询问患者的病史，患者的症状；然后有针对性地进行相应的临床体格检查，特别是神经系统的体格检查，例如对肢体的感觉、反射和肌力的检查，还有其他的一些特殊体征的检查，明确有没有神经损害以及神经损害的范围；最后，结合适当的影像学检查，来发现有没有颈椎相应的退变性改变，这种退变性改变是否对神经根和脊髓产生了相应的刺激和压迫。而且，颈椎影像学片子上所见到的颈椎退变性改变和脊髓神经根受压的表现，能够解释临床症状和体检结果。三者结合，相互支持，相互印证，能够明确相互之间的关系，这样才能确立颈椎病的诊断。"

　　"还有一种情况，"张医生继续说道，"患者由于颈椎病或者腰椎间盘突出症、腰椎椎管狭窄症等原因接受了手术治疗，手术后原有的症状明显缓解以至消失。但术后复查Ｘ线片或者ＣＴ、磁共振时，有的放射科医生在报告还会写上'椎管狭窄'，甚至还会写上'椎间盘突出'，或者写上'术后改变'，有些患者看见这样的报告单，很是担心。其实，我们骨科医生在手术后主要关注患者症状的变化，影像检查也主要关注神经减压的情况、内固定物有没有松动断裂，还有植骨融合的情况；而放射科医生对于骨科医生的手术过程不大熟悉，对手术后的这些影像方面的变化也是不大清楚了解。临床手术减压的时候，也并不是要把所有椎管狭窄和神经的压迫都要解除。刚才讲过，有很多影像片子上看见的所谓椎管狭窄和脊髓神经受压的情况并没有临床意义，我们只是针对有临床意义的那些椎管狭窄和神经受压进行减压，所以手术后进行磁共振检查的时候，还能看见所谓的'椎管狭窄'甚至'脊髓神经受压'；手术减压的节段和部位，我们也是有限减压，目的在于缓解患者的脊髓神经受压的症状，而不是为了把影像片子做得好看。由于放射科医生对于手术过程不大清楚，有时候在术后复查的报告单上，写的所谓'椎管狭窄''脊髓神经根压迫'的字句，还真能把患者吓一大跳。"

第 5 章

JINGZHUIBING DE ZHILIAO
MUBIAO HE YUHOU

颈椎病的治疗目标和预后

一、得了颈椎病能治好吗，预后怎么样

"张医生，现在颈椎病的治疗效果怎么样？得了颈椎病都能治好吗？"宋教授问道。

"颈椎病是中老年人比较常见的疾病，"张医生说道，"在我国现有的医疗技术条件下，经过正确、及时、正规的治疗，大约95%的颈椎病患者可以获得良好的效果，可以治愈。"

"我听说颈椎病的治疗，可以采用保守疗法和手术治疗，是吗？哦，对了，好像还有微创治疗吧？"宋教授问道。

"是这样的，您对颈椎病的知识已经了解得很全面了。"张医生夸奖道，"医生制订治疗方案时不仅要根据患者不同的临床类型、病程长短、病情轻重、患者的健康状况等进行全面分析，而且在治疗过程中还要根据患者对治疗效果的不同反应及时加以调整。"

"一般来说，大多数神经根型、交感型颈椎病，还有颈项筋膜炎的患者，采用非手术的保守治疗方法效果非常良好，可望获得痊愈，因此治疗上应当首先选用非手术疗法或者说是保守治疗；长期保守治疗效果不良或者症状严重的神经根型颈椎病和交感型颈椎病，还可以采用微创或手术治疗，绝大多数患者也能取得良好效果，能够获得痊愈。"

"脊髓型颈椎病对运动功能影响严重，绝大多数保守治疗没有效果，应当尽早采用手术治疗。脊髓型颈椎病手术治疗的效果目前满意可靠，绝大部分患者可以恢复良好的生活和工作能力，也可望获得痊愈。"

"那太好了，这真是我们颈椎病患者的福音啊！"宋教授高兴地说道。

张医生："因此，颈椎病患者不必害怕和焦虑，要和医生好好配合，遵照医嘱进行治疗，绝大部分颈椎病患者选择正确的治疗和康复方法是可以获得痊愈的。"

"还是拿我自己来现身说法吧！我自己几年前也曾经像您这样出现过右胳膊放电一样麻木的症状，大概持续了3天，应该也是神经根型颈椎病。不

过当时症状很轻,适当休息休息,降低了工作强度,还没有来得及吃药就好了。后来我很快就恢复了正常的工作,我现在也能连续好几个小时给患者开刀做手术了,我们这可是高强度的工作啊,我现在也可以剧烈活动,毫无障碍了。还有啊,我知道,别的医院的一位骨科医生,也因为颈椎病在我们这里开了刀;他的情况比我重多了,保守治疗效果不好,所以开了刀,后来很快就恢复了正常生活和工作,现在那个医生也早就恢复了高强度的工作了,也能继续给别的患者开刀做手术了。"

"像您这样,还真看不出来以前得过颈椎病啊!那看来我的颈椎病,经过积极的治疗,也应该可以完全恢复,能够恢复以前正常的工作吧!"宋教授试探着问道。

"一般来说没有问题,"张医生充满信心地回答道,"不过,刚才咱们说过了,对不同类型的颈椎病来说,是采用保守、手术或是微创治疗应当具体情况具体分析。

"颈椎病早期发现、早期治疗甚为重要,发病初期治疗效果更好"。

二、得了颈椎病是选择保守治疗还是手术治疗呢

"颈椎病的发病机制复杂,临床表现也多样化,所采取的治疗方法要由医生根据患者的不同情况来决定,大部分颈椎病经非手术保守治疗效果优良,适用于绝大部分神经根型颈椎病、交感型颈椎病,还有颈项肌筋膜炎等情况,也适用于早期较轻的脊髓型颈椎病或者诊断尚不清楚的患者;另外,年迈体弱,有严重其他脏器疾病而不能耐受手术的患者也适用非手术的保守疗法。因此,对这几种颈椎病的情况来说,应当首选保守治疗;仅有一部分患者经非手术治疗无效的,才需要接受手术治疗。"

"对于脊髓型颈椎病及颈椎椎管狭窄症患者,在选择非手术治疗时要非常慎重,大部分这种类型的颈椎病患者一经确诊,应尽早采取手术治疗,以免脊髓长期受压后影响手术治疗的效果。在手术前及手术后的康复期间,可以采用卧床休息、使用保护性颈围领固定以减少颈椎活动、康复理疗等非手

术的保守治疗方法；同时应用中药，以发挥祛风、活血、化瘀、疏经通络等作用，用于改善手术后颈部疼痛、僵硬、无力等局部症状；脊髓型颈椎病患者禁忌推拿按摩和手法治疗，牵引治疗也需谨慎。"

"临床上采用的各种非手术的治疗方法，主要是针对颈椎退变增生后周围组织的反应性变化，通过休息、颈部制动、应用消炎镇痛的中药或西药以及理疗等治疗措施，减轻周围组织的无菌性炎症、缺血、肿胀等反应性变化，减缓对脊髓、神经根、交感神经及椎动脉的刺激和压迫，使其临床症状得以改善，如果症状完全消失，那么颈椎病就算治愈了。"

"各种类型的颈椎病的非手术保守疗法的原则是一样的，主要的治疗方法也都是大同小异的，包括卧床休息、颈围领颈部制动、中药及西药治疗、颈椎理疗牵引，还有轻手法的肌肉按摩等方法。"

"那，对于颈椎病来说，经过保守治疗多长时间可以好转呢？最好可以达到什么程度呢？最差是什么程度呢？"宋教授继续追问道。

"您的问题很好，对于患者很重要，但对于我们医生来说，其实是很难回答的，"张医生回答道，"对于颈椎病的保守治疗来说，影响治疗效果的因素非常多。

"手术治疗对绝大多数的神经根型颈椎病、脊髓型颈椎病可以有很好的效果，医生在手术治疗前可以有比较准确的预测。"

"而保守治疗对各种类型的颈椎病的疗效差别非常大，即便对于那些保守治疗效果良好的神经根性颈椎病、颈项筋膜炎患者，在进行保守治疗前，对于每一个患者个体的治疗周期也是难以准确预测的，最后的效果也很难具体预估判断，只能说绝大多数保守治疗效果良好。大多数的交感型颈椎病的疗效也不错，但比神经根型颈椎病和颈项筋膜炎要稍差一些。一般来说，对于发病时间短、症状轻、初次发作者，保守治疗效果要好一些；而病程长、症状重、神经损害程度重、伴有肌肉无力、肌肉萎缩、反复发作者，保守治疗的效果要差一些。保守治疗的效果还和患者的配合程度有关，如果患者积极配合治疗、积极卧床休息、采用综合治疗方法，效果会很好的；反之，如果患者配合差、休息不好、仅仅采用单一措施治疗，效果可能就要差一些了。"

"当然，对于神经根型颈椎病来说，如果非手术的治疗方法不能有效地缓解患者的症状，可以选用手术治疗。手术的时候可以直接切除导致颈椎病症状的骨刺，从而直接解除周围的脊髓、神经根等重要组织受到的压迫或刺激；也可以通过椎体间植骨的方法使不稳定的颈椎重新获得新的稳定状态，从而减轻骨刺对周围组织的刺激或者压迫；还可以拓宽受到刺激或压迫的脊髓神经根所在的空间，使脊髓神经根躲开骨刺的压迫刺激，从而缓解颈椎病的症状。由于手术治疗是直接解除了脊髓神经根的刺激和受压，并且重建了颈椎局部的稳定性，因而手术后症状一般不复发或者不容易复发。"

三、颈椎病通过保守治疗痊愈后，为什么又容易复发

宋教授继续问道："您刚才说的对症治疗，是不是只是治标不治本呢？能不能针对我的病因采用治本的方法？有没有针对我的疾病本身采用根本的治疗措施、根治的方法呢？您说可以使用消炎止痛药，止痛药会不会只是掩盖了我的症状，会不会止痛药一停，我的症状又会复发，我的疾病又加重呢？最好您能让我的颈椎病断根，能够断根吗？不再复发。"

张医生笑着说道："啊！断根？永不复发？据我所知，现在人类的很多疾病，都根本无法治愈，像我们所熟知的糖尿病、高血压，还有痛风、类风湿关节炎、强直性脊柱炎等，这些疾病都需要终身服药治疗。而像颈椎病能够获得痊愈，也就是说症状可以完全缓解消失；颈椎病的症状消失了以后，无须持续治疗，这已经非常不错了。人类的绝大部分疾病，都没法儿做到所谓的'断根'，也就是治愈以后永不复发。我觉得，这个'断根'和永不复发，大概只能是一个不切实际的梦想吧。"

"那……，颈椎病的治疗就断不了根吗？颈椎病只治疗症状而不治疗根本，这是不是就是治标不治本呢？"宋教授不解地问道。

"哦，治标不治本？我们对颈椎病的保守治疗，也和人类绝大多数其他疾病一样，都没法儿做到所谓的'断根'的，大概也可以理解为治'标'不治'本'吧！"张医生回答道，"颈椎病的'本'是什么？是颈椎的退变老化，

这是人体自然退变老化的生理过程,是不可抗拒的自然规律,也是不可逆转的,因此,这个'本'我们是不治疗的,也是无法治疗的。"

"嗯,医生对老化无能为力,人体的老化是自然规律,人类对此是束手无策的。"宋教授随声附和道。

"而颈椎病的'标'呢?是颈椎退变老化后所产生的临床症状,"张医生继续说道,"颈椎病的'标'是我们的相关痛苦所在和功能障碍,包括患者出现的颈项疼痛、肢体的疼痛、麻木、无力、运动不灵活、头晕、耳鸣、心慌等临床症状,导致患者非常痛苦,影响正常的生活与工作,这是我们应当积极治疗的。刚才我跟您讲过了,在我们现有的技术条件下,对于大部分的神经根型颈椎病和交感型颈椎病,通过一系列积极的保守治疗措施,包括卧床休息、颈围领制动、理疗、热敷、牵引、使用抗炎镇痛药和神经营养药物,轻手法的肌肉放松按摩,还有一部分活血化瘀的中药,结合局部的外用药等措施,可以有效地缓解或消除局部的无菌性炎症反应,包括充血肿胀,改善神经功能,从而缓解以至消除相应症状,提高患者的功能状态,改善患者的生活质量,达到使患者恢复正常的生活工作状态的目的。"

"从这个意义上说,您也可以理解颈椎病的保守治疗是治'标'不治'本'的,其实我们也只能治'标'而无法治'本'。"

"那……,通过保守治疗,吃了止痛药,我现在暂时不疼了,症状缓解了,您治好了我的'标',而没有去治我的'本',以后我一停药,症状还会不会再复发呢?"宋教授继续问道。

张医生继续解释道:"刚才我说了,颈椎病的根本原因是颈椎的退变老化,而局部的劳损、刺激等因素是发病的促发因素。在颈椎病的保守治疗中,通过各种措施,包括休息、口服抗炎镇痛药物还有牵引理疗等措施,使局部的急性无菌性炎症反应,包括局部的充血水肿得到有效的控制,从而可以缓解以至消除症状;症状消除了,那么颈椎病也就治愈了。从这个意义上来说,颈椎病的治疗过程也就是消除症状的过程,也就是您所说的'掩盖症状'的过程。"

"症状'掩盖'了,消失了,也就意味着局部的无菌性炎症还有充血水肿的反应得到了有效的控制,颈椎病也就算治好了。这个时候停止治疗,停止使用抗炎镇痛药,一般来说,症状是不会很快复发的。"

"等等，您说症状不会很快复发是什么意思？那就是说，过一段时间还会复发吗？"宋教授追问道。

"您这个问题问得非常好，"张医生赞许道。"我们说，通过一系列保守治疗方法，包括使用抗炎镇痛药物，消除了颈椎病的症状，我们就认为颈椎病治愈了。但是，导致颈椎病的根本原因是颈椎的退变老化，这个原因并没有得到消除，也无法消除；通过保守治疗，我们仅仅是消除了局部的劳损、刺激等因素所导致的局部无菌性炎症还有充血肿胀的这些反应性变化。

"通过积极的保守治疗，您的症状已经消失，获得了痊愈，也就是我们很好地治好了颈椎病的'标'。但是由于是保守治疗，您的那些颈椎退变的因素，包括颈椎的椎间盘突出啊、骨刺啊、椎间隙狭窄啊、椎管狭窄啊，还有颈椎不稳定这些颈椎的退变老化因素依然存在，并没有获得根本的消除。只是通过保守治疗消除了这些退变性因素所导致的局部无菌性炎症和充血水肿反应，减轻了对神经根的刺激和压迫，从而达到了缓解症状的目的。所以颈椎病经保守治疗痊愈以后，如果不注意休息和保养，颈椎仍然不断地劳损，积劳成疾，颈椎的椎间盘突出啊、骨刺啊、椎间隙狭窄啊，还有颈椎不稳定啊这些颈椎退变的因素进一步进展，那么以后在受伤、受凉、劳累等外在因素的诱发下，仍然可能导致局部的无菌性炎症和充血水肿反应，从而刺激神经根、交感神经和椎动脉，并出现相应症状。哦，这就是颈椎病的复发了。"

"那像您这么说，采用保守治疗的方法治疗颈椎病，很容易复发，那不就是说保守治疗方法不好吗？"宋教授继续问道。

张医生笑着继续回答道，"不能这么理解。颈椎病的不同类型和不同阶段，都有不同的治疗手段相对应。"

"对于神经根型颈椎病和交感型颈椎病来说，应当首选保守治疗，而且大多数患者保守治疗效果良好，少数保守治疗效果不良或者症状严重的神经根型颈椎病，采用手术治疗也可以取得非常良好的效果。当然，对于绝大多数的脊髓型颈椎病还是应当尽早采用手术治疗。"

"对于神经根型和交感型颈椎病患者来说，保守治疗的优点是治疗过程简单，方便易行，费用低廉，患者在情感上容易接受，对大多数患者效果良好。因此，保守治疗是神经根型和交感型颈椎病首选的治疗方法。不过，保守治疗的缺点也是显而易见的，那就是效果相对较差或者说效果不那么肯定，还有就是治疗周期长。你想啊，通过保守治疗，是无法有效解除椎间盘突出还有骨刺对神经根的压迫的，只有一部分患者通过保守治疗才能够缓解或者解除这些局部的无菌性炎症及充血水肿反应，即使保守治疗有效，也需要通过一段时间才能产生这样的效果。"

"最后就是刚才说的症状痊愈后易于复发了。你想啊，通过保守治疗，颈椎病的症状消失以后，椎间盘突出、骨刺都还在那里，只不过他们的无菌性炎症反应和充血肿胀反应对神经根的压迫基本解除了；但是以后如果不注意对颈椎的保养，颈椎的退变老化继续加速，那么突出的椎间盘还有骨刺，还可以进一步地增长，对神经根造成压迫；或者在损伤或者劳损因素的刺激下，由于局部的不稳定，而导致局部的无菌性炎症反应和充血肿胀，从而出现神经根的急性受压或急性炎症性刺激反应，最后出现症状的复发。"

"所以啊，在通过保守治疗消除了颈椎病的症状以后，还应当注意保养，避免劳累，注意劳逸结合；避免颈部的受伤和受凉，减少长期低头工作时间，减少长时间看书、看电脑、看手机、打游戏、打麻将等活动；加强颈项肌的锻炼，增强颈部的稳定性。只要保养得当，减少各种不良诱因的刺激，对很多患者来说，还是可以有效地降低颈椎病症状复发的概率的，很多患者甚至可以终身症状不复发的。"

"那通过手术治疗，就能治本了吗？"宋教授继续追问道。

"当然啦，通过手术治疗，就另当别论了。"张医生回答道，"手术治疗可以切除突出的椎间盘，切除增生的骨刺，拓宽狭窄的颈椎管，直接解除对脊髓神经根的压迫，通过内固定和植骨融合，可以使不稳定的颈椎得到重新的稳定状态，从而获得持久、稳定的效果，绝大多数患者症状不复发。当然啦，从这个意义上讲，通过手术治疗，对于颈椎病是能够治一些'本'的，也就是说是可以获得一定程度上的'标本兼治'的。"

四、颈椎病保守治疗的目标是消除症状，还是消除颈椎的骨刺

"张医生，您给我的诊断是神经根型颈椎病，"宋教授还是不停地追问道，"您说我的颈椎退变老化，颈椎间盘突出，还有椎体后缘的骨刺形成，压迫了颈椎的神经根，导致出现症状，我应该怎么治疗啊？如何缓解这些症状啊？我现在太痛苦啦！还有啊，我的颈椎退变老化，还有颈椎间盘突出，嗯，还有颈椎的骨刺，这么多问题，这些都怎么治疗啊？"

"您现在症状不是很严重，发病时间也很短，还是首选保守治疗。"张医生回答道。

"嗯，还是保守治疗好，保守治疗好。"宋教授赶忙接过话来说道。

张医生继续解释道，"关于颈椎病的保守治疗，我还是要给您再复习一下颈椎病的发病机制。"

"颈椎病是属于退变老化的疾病，随着我们年龄的增长和不断老化，颈椎可以出现骨刺、椎间盘的膨出或突出，还可以有椎间隙狭窄、椎间不稳定等退变老化的表现，这些改变是不可逆的，这也是属于人体自然老化的过程。"

"嗯，你说过，这些人体退变老化的过程，医生是不能治疗的，也是治不了的。"宋教授接过话说道，"这是自然规律，人类对此也是无能为力的。"

"嗯，应该是这个道理。"张医生赞许道，"这些颈椎退变以后出现的颈椎的骨刺、椎间盘膨出或者突出，可以刺激或者压迫颈椎周围重要的组织结构，在这里主要是指压迫或刺激周围的脊髓、神经根、交感神经和椎动脉，特别是颈椎的不稳定可以加重对脊髓、神经根、交感神经和椎动脉的刺激和压迫；在损伤、劳损等因素的刺激下，颈椎局部的不稳定可以使颈椎的骨刺、椎间盘突出的周围也相应地发生充血、肿胀以及无菌性炎症性渗出等一系列反应，同时，脊髓、神经根、交感神经和椎动脉受到刺激和压迫后也会出现反应性的无菌性炎症。这些局部的充血肿胀对脊髓、神经根、交感神经和椎动脉也可以造成急性压迫，这是出现颈椎病临床症状以及症状加重的机制。"

"刚才我们谈到了，颈椎的退变老化所形成的骨刺、椎间盘膨出或者突出等情况，是一个长期慢性的过程，这是无法逆转的，通过保守治疗也是无法治疗的。而颈椎不稳定所导致的局部炎症性反应，还有脊髓、神经根、交感神经和椎动脉受到颈椎的骨刺、椎间盘突出或不稳定等因素的刺激后所产生的无菌性的炎症性反应，则是一个急性或者亚急性的过程。通过保守治疗，包括休息、理疗、牵引，应用消炎镇痛的西药、活血化瘀的中药，还有一些轻手法的肌肉放松按摩等措施，实际上我们只能够减轻或者消除这些局部的充血肿胀和无菌性炎症性的反应，减缓或者消除这些充血肿胀和无菌性炎症性反应对神经根、交感神经和椎动脉的刺激和压迫，从而达到缓解或者消除颈椎病症状的效果。另外，还可以通过一些神经营养药物来进一步改善神经功能。"

"所以说，我们骨科医生治疗颈椎病的目标，不是治疗和消除颈椎的骨刺、椎间盘突出、椎管狭窄等颈椎退变老化的问题，而是治疗这些退变老化所产生的这些临床症状，是解除患者的痛苦而不是治疗骨质增生和消除骨刺。"张医生答道。

"那，我的颈椎的骨刺，还有椎间盘突出还在那里，不治疗，行吗？"宋教授还是不解地摇头。

"不用担心，"张医生自信满满地回答道，"咱们的颈椎大概从 25 岁左右开始出现退变老化。您今年 46 岁，颈椎也慢慢地退变 20 年了，但您出现颈项疼痛还有右上肢放射性疼痛麻木的症状，也就最近的这两个星期，也就是说您得颈椎病的时间大概也就最近这两个星期左右。通过治疗，医生不可能把您的颈椎恢复到二十多岁年轻时候的样子，但是可以解除您现在的颈椎病的症状，让您恢复正常的生活状态，让您精神饱满地、没有任何病痛地投入到未来的生活和工作中去。"

"除了您的这个神经根型颈椎病，其他的交感型颈椎病，还有颈部的肌肉肌膜炎，治疗的目标或者说目的，也都是缓解症状、消除痛苦、改善生活功能状态，而不是治疗颈椎的增生退变和老化本身。"

"从这个意义上来讲，颈椎的骨刺等增生退变性改变是无法治疗的，也无须治疗；而颈椎病是可以治疗的，也是可以治愈的。所谓治愈就是消除了由于颈椎骨刺、骨质增生、颈椎不稳定等因素所导致的各种颈椎病的临床症状，而不是消除了颈椎的退变、椎间盘突出、颈椎骨刺本身。因而，治疗颈椎病的疗效标准应当从临床症状的改善来评价，而不是从 X 线片和磁共振的复查结果上来评价。"

"那像您这么说，如果经过您的积极治疗，我的症状完全消除了，也能恢复到正常的生活工作状态了，可是我颈椎的骨刺，椎间盘突出，还有椎管狭窄的表现，也都没有变化啦？如果再拍颈椎的片子，做磁共振检查，那和现在也应该是一样的啦？"宋教授若有所思地说道。

"是的，您理解得很正确，您没当医生真是屈才了！"张医生又对宋教授伸出了大拇指，"但是，现在有相当多的患者，还有一些医生，错误地认为保守治疗的目的是消除骨刺，错误地把是否消除骨刺、消除突出的椎间盘作为评价治疗效果的指标。事实上，经过一段时间的保守治疗以后，虽然患者的症状明显缓解甚至消失，但当患者拍片复查，骨刺并不会缩小，有的时候，放射科的报告还写着：'与前片对照骨刺未见缩小'，患者以及少数医生也认为'治疗无效'。这种观点是非常错误的，在这种错误观点的指导下，一些中药方剂常取名的'消刺散''化刺丸'或者什么'骨质增生丸'等。其实这些药物不能消骨刺，也不能化掉骨刺，大概也可能是为了迎合普罗大众希望根治骨刺，彻底治疗颈椎病的心理要求吧。不过这些中药中的某些成分可能具有一些活血化瘀、消肿止痛的作用，对骨骼的退行性改变所致的关节疼痛肿胀的临床症状会有一定的缓解作用。"

第 **6** 章

颈椎病的保守治疗

一、颈椎病患者需要充分的休息与颈部固定制动

1. 颈部的充分休息是治疗颈椎病的基础和关键

张医生："大部分的颈椎病患者通过保守治疗可以获得良好的效果。"

"但愿如此，那具体到我应该如何治疗呢？"宋教授迫不及待地追问道。

张医生："颈椎病的保守治疗，主要的治疗方法包括卧床休息、颈围领制动保护、药物治疗、颈椎轻重量牵引、理疗、轻手法肌肉放松按摩等综合治疗措施。"

"可您说我是神经根型颈椎病啊！颈椎病不是分好几型吗？治疗方法都是一样的吗？"宋教授不解地问道。

张医生："其实颈椎病的保守治疗原则和方法都是差不多的，准确地说，神经根型颈椎病、交感型颈椎病，嗯，还有颈项肌肉筋膜炎，其保守治疗原则是一样的，多数的治疗方法都大同小异，只是在细节上有些不同。而脊髓型颈椎病由于在大多数情况下保守治疗无效，所以一般不推荐采用保守治疗。"

"前边咱们已经讨论过了，关于颈椎病的保守治疗，总的来说，主要的治疗方法包括卧床休息、颈围领制动保护、药物治疗、颈椎轻重量牵引、理疗、轻手法肌肉放松按摩等综合治疗措施。"

"得病以后的处理和治疗，大多数情况下，其实首先都应当是生活方式的相应调整和改变，可能人类所有的疾病，首先都应当有这个态度吧？现在大家的健康意识都很强，比如大家都耳熟能详的糖尿病、高血压病、冠心病等老年疾病。得了这些常见的老年病后，生活方式的相应调整和改变是第一位的，应当适当加强运动，控制饮食，低糖、低盐、低脂饮食，调节工作节奏等，然后再是针对糖尿病、高血压病、冠心病本身的特异性的药物治疗！"

"是的，现在很多的健康宣传都告诉我们，得了糖尿病、高血压病，还

有高脂血症'三高'疾病以后，生活方式调整是最重要的，管住嘴、迈开腿，少吃多动。"宋教授接过话头。

"嗯，说的很对，您的健康知识很丰富的，"张医生不忘继续夸着宋教授，"得了颈椎病以后，生活方式的相应调整和改变也是处于首位的，这是颈椎病的各种治疗措施，包括所有保守治疗和手术治疗的基础和关键。

"但是得了颈椎病以后，生活方式的相应调整和改变，和那些'三高疾病'是不一样的。当然了，疾病不同，生活方式的相应调整和改变肯定也是不同的。"

"哦，对了，我想起来了，您说过，要好好休息。前些天，在来您这里之前，我适当休息了一下，减少了一些工作，症状好像轻了一些，"宋教授若有所思地说道。

"是的，太正确了！"张医生又赞许地点了点头，"得了颈椎病以后，生活方式的相应调整和改变主要在于注意休息，注意劳逸结合，防止颈部的受伤和受凉。然后，在此基础上，才是颈椎病的各种药物治疗，还有康复理疗，还有以后可能的手术治疗。"

"哦，休息，休息。"宋教授自言自语道。

"休息是颈椎病的各种治疗措施产生效果所必不可少的基础和关键！这非常重要，没有充分的休息，其他的治疗措施都会大打折扣，都会事倍功半的。但很多人往往忽视了这一点，认为休息不是治疗，认为医生开的药，还有理疗措施才是治疗。"张医生挥了挥手，强调道，"这是错误的认识，错误的认识！"

"休息，首先是需要颈部的局部休息。在出现颈椎病的症状以后，应当减少工作，适当休息；症状较重、发作频繁者，应当停止工作，绝对休息，最好能卧床休息一段时间。"

"减少颈部的活动，特别是卧床休息，可以减少颈椎负重，减少头部重量对椎间盘的压力，减轻颈椎周围肌肉组织的痉挛和韧带组织的张力。从而可以减轻局部神经根、交感神经和椎动脉所受到的刺激或压迫，并减轻局部受压后出现的局部反应性充血水肿，这有助于提高保守治疗的效果，促使病情早日缓解，机体早日康复。"

"某些患者采用单纯卧床休息或绝对卧床，也可以使颈椎病的症状得到明显缓解以至治愈的。"

宋教授赞叹地说道："您说得太对了！以我的经验，不！我的教训。我可以负责任地说，带病坚持工作的做法，不仅不利于病情的控制，反而会促使病情加重；而且带病工作，患者在紧张的工作状态中，还要忍受病痛的折磨，导致工作效率低下，难以完成预期的工作任务。我当时到您这里来看病之前，就是带病坚持工作，不仅工作没有干好，疾病还不断加重，自己还受到病痛的折磨。只有在健康的状态下，才能保持高效率的工作状态啊！只有注意日常保健，才能既勤奋又轻松地工作啊！"

2. 卧床休息对于颈椎病的保守治疗很重要

"我觉得卧床的确很有效果。前些天，我好好休息后，特别是躺一躺后，脖子和胳膊的疼痛症状就好了许多。"宋教授轻轻活动了一下自己的脖子，说道。

"您看咱们人类的脑袋那么大，像您这么聪明的脑袋，应该更沉一些，"张医生打趣地说道，"颈椎顶着这么重重的脑袋，整天活动来活动去的，长此以往，就容易退变和老化，以前给您讲颈椎病的发生机制的时候，就讲到了这一点。现在您已经有了颈椎病的症状了，颈椎的骨刺、增生，还有颈椎在脑袋的重压下过度活动以后，出现的局部炎症性反应是导致您症状的原因；同时为了维持头和颈部的平衡，颈部的肌肉会紧张，甚至痉挛，这些也都是导致颈项部疼痛和其他症状的原因。因此咱们卧床的时候，把脑袋放到枕头上，这就相当于去除了颈椎受到的压力，减少了颈椎在脑袋压力下的活动，减少了颈部肌肉的紧张和痉挛。想一想，这对于缓解颈椎病的症状多么重要啊！"

"嗯，像您这么说，卧床真的很重要，而且您也讲明白了卧床的道理了。"宋教授接着问道，"那卧床需要多长时间啊？"

"嗯，这个嘛，"张医生回答，"在颈椎病的治疗上，一般卧床时间没有严格的限制，少则几天，多则几个星期到一两个月，根据患者病情和症状的不同可以灵活选择。当然，现在很多人躺不了几个星期到一两个月那么长时间，如果经过那么长时间的卧床休息，结合其他的保守治疗，还没有明显效果，还没有痊愈，症状还没有消失，可能就应当及时采取手术治疗了，毕竟，一条路走到黑的方式是不可取的。在卧床期间，应当配合局部的理疗、颈椎牵引、适当的消炎镇痛及镇静药物，以及活血化瘀、消肿镇痛的中药和局部外用药品等，效果更好；综合治疗，相互配合，可以提高疗效。"

"您说的卧床，是躺在床上一动不动吗？那样可太难受了！可以下床来走走吗？"宋教授问道。

张医生答道："下床来适当地活动活动当然有好处了，我们在这里所说的卧床，并不是说一天 24 小时都要躺在床上。一般来说，能做到除了吃饭、喝水以及上厕所等必要的活动以外，每天尽量长时间地躺在床上，在床上的时候可以自由翻身活动。如果每天卧床时间能达到 20 小时以上，对于病情较重者可以达到比较好的效果。所以，如果您下床活动太多，那么卧床的效果就相应打折扣了。"

"从某种意义上说，卧床甚至是比吃药、打针还重要的一种治疗手段。我们在临床上可以看到，虽然某些患者采取了积极的消炎镇痛药物治疗、牵引、理疗及颈部肌肉放松按摩等治疗措施，但忽视了颈部的休息或者卧床休息，从而使治疗周期延长、治疗效果大打折扣的情况挺多见的。如果首先在强调卧床休息的基础上，配合其他的治疗方法，可以获得事半功倍的效果，因此在颈椎病的治疗上，强调卧床休息甚为重要。"

"卧床治疗的优点是经济实惠，配合其他的各种保守治疗措施，可以缩短治疗周期，减少各种药物的用量，从而减少了各种药物治疗的不良反应；也不用总往医院跑，不用排队挂号，省去了每天往返医院做理疗的时间和交通费用。"

"您说得太对了，如果做理疗，天天往医院跑，时间都花在路上了，加上还要排队挂号，没有半天是下不来的，时间成本太高。不是花不起做理疗的费用和交通费，而是花不起时间啊！"宋教授附和着点头称是。

张医生接着说道，"我们医院有一位外科医生，自己得了神经根型合并交感型的颈椎病，采用卧床，结合其他药物治疗的保守疗法。在卧床 1 周后，原有的颈椎病的症状明显改善，而后结束卧床在家休息 1 周，没有上班，戴上颈围领，让颈部继续得到休息，不久后症状就完全消失，疾病得到了痊愈；我们的这位医生，在卧床和在家休息期间，不断地积极看书学习，丰富了专业理论知识，这真是一箭双雕。有些人在卧床治疗期间，看完了以前多少年梦寐以求想看而挤不出时间来看的世界名著；另外，卧床休息在家还避免了紧张工作的烦恼，既缓解了颈椎病的症状，还可以静心、修身养性，一举两得，何乐而不为呢？"

"啊！是啊，休息可以调节情绪，让人气定神闲，静心养性，应该也能改善治疗的效果吧！"宋教授若有所思地说道。

张医生继续说道："单纯采用卧床治疗的缺点主要是治疗周期长、效果缓慢，在治疗的早期不能尽快地有效缓解症状。因此我们不鼓励采用单一的治疗措施进行治疗，当然也不鼓励单纯卧床了。应当同时辅以其他的非手术治疗方法，例如全身和局部的保暖、颈部局部的热敷，口服消炎镇痛药物和活血化瘀的中药等，以加强疗效，缩短疗程，尽快解除痛苦，使疾病尽快痊愈。"

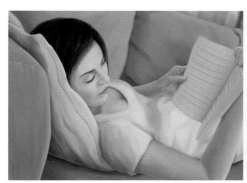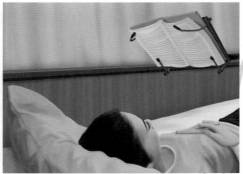

图 6-1　卧床看书

"另外，值得注意的是，长期卧床可能发生肌肉萎缩，肌肉、韧带、关节囊粘连，关节僵硬，骨质疏松等变化，从而可能造成新的慢性疼痛以及功能障碍，而且恢复起来很慢。"

"老年患者长期卧床，活动量下降，还可能会出现肺部感染，骶尾部或髋部褥疮、泌尿系感染、下肢静脉血栓以及便秘等并发症。因此，长期卧床的患者，应当加强颈项部和四肢的肌肉锻炼，加强全身各关节的主动活动，进食营养丰富且易消化的食物，加强补钙，多喝水，床上多翻身活动，多做深呼吸活动等，可以有效预防上述并发症的出现。"

"需要注意的是，由于颈部的休息是颈椎病治疗的基础和关键，患者在颈椎病的保守治疗过程中，如果需要每天去医院进行牵引、理疗及按摩等治疗，往往需要长时间地往返于医院。这期间颈部得不到充分的休息，而影响了治疗效果，结果事倍功半。因此，如果患者每天要花上半天甚至比半天还要多的时间，到离家比较远的大医院进行牵引、理疗或者按摩治疗，而且主要的时间是用于行走、坐车赶路或排队等候，就不如在离家较近、患者较少、不用排队等候的小医院进行这些理疗牵引，剩下的宝贵时间用于在家里卧床休息；或者在家自己进行牵引、理疗，或请有经验的按摩师到家里来进行肌肉放松按摩治疗。同时口服、外用消炎镇痛药物及活血化瘀的中药，并结合绝对卧床的方法，以巩固疗效。"

3. 颈围领在颈椎病治疗中的作用

宋教授："张医生，您看我经过前一段时间的卧床休息，结合其他的保守治疗措施以后，症状已经改善了很多，我是不是可以不用继续卧床了？再说了，我也不能总是这么一直躺着吧？"

"嗯，"张医生回应道，"经过一段时间的保守治疗，您目前的症状已经有所改善，但是还没有达到症状完全消失的程度，还应当继续保守治疗。"

"这个阶段的保守治疗，还是那个原则，颈部还是要继续充分休息，只不过不用那么严格的卧床休息啦。您可以选一个颈围领套在脖子上，医学上称为颈部制动，这和卧床休息的道理和机制差不多。当然，绝对卧床对颈部休息的效果要更好一些，但一直卧床也不现实，我们总还要下床适当走动，有些时候还有些事情需要我们亲自去处理，所以戴个颈围领颈部制动也可以起到接近卧床的效果。颈围领颈部制动一来可以限制颈部的过多活动，二来可以帮助减少咱们的头颅对颈椎的压力，减少颈椎椎间盘、骨刺等致压物与神经根、交感神经还有颈脊髓之间的创伤性炎症反应，缓解和改善椎间隙的压力状态，减少继发性的积累性损伤，有利于局部组织充血水肿的消退和损伤的修复，还可以起到巩固疗效、防止复发的作用。"

"嗯，"宋教授接过了话头，"我这脑袋这么大，应该很沉的吧！压在脖子上面，我的脖子应该是有点受不了。如果能有什么东西把我的脑袋支起来，我的脖子应该是能得到很好的休息的。"

"像您这样的聪明人，脑袋就是要大一些的，"张医生笑了起来，"颈椎病保守治疗采用那种比较简单的颈围领就可以达到颈部制动的效果了，适用于各型颈椎病患者，所有的颈椎病患者在保守治疗期间都最好坚持使用颈围领固定制动。使用颈围领和适当的卧床休息相结合，可以代替部分卧床休息的作用，适用于那些不能长期坚持卧床的患者，也适用于症状较轻的颈椎病患者。佩戴颈围领时，读书、看报等都不受影响，戴着颈围领从事简单的家务劳动和工作时，颈部仍可以处于休息状态。"

"那我戴着颈围领，也可以在电脑前工作吧？也可以使我的脖子获得和卧床接近的效果吗？"宋教授问道。

"嗯，大概差不多吧。对于颈椎病患者的保守治疗来说，除了卧床休息以外，颈部的固定制动是处于第 2 位的基本措施，非常重要。有的患者单用颈围领保护就可以使症状好转，但我们仍提倡颈围领保护与卧床休息、理疗、牵引、口服消炎镇痛药物及活血化瘀中药、局部外用药物等配合治疗，方能取得最佳效果。"

"现在有许多医疗器械厂家，制成了各式的颈围领，供不同体型及不同要求的患者挑选。这些颈围领有轻便、结实、佩戴与拆卸方便等特点，对于像您这样进行保守治疗的颈椎病患者来说，选择那种最简单的颈围领就可以了。"

"这么重要，又这么简单方便，我是应该戴一个颈围领。佩戴颈围领有什么特别的要求吗？"

"没有什么特别的要求，"张医生回答道，"患者可以根据颈部粗细和长短，选用合适的颈围领就可以了，佩戴起来能够起到支撑脑袋、限制脖子活动的作用，不要太紧、太松就可以啦。颈围领可以白天戴上，卧床休息时可以去除。

"戴颈围领时，还有一个问题值得注意。平常我们说话以及吃饭时，头颅是不动的，依靠下颌的上下活动来完成说话及咀嚼的功能。而颈围领是通过对下颌的固定来达到固定头颅及颈部的目的，因此戴了颈围领以后，说话和吃饭的时候，由于下颌被固定，导致头颅频频的屈伸活动，反而增加颈椎的屈伸活动，对于颈部的休息和保护是不利的。所以吃饭的时候应当摘下颈围领，说话的时候也尽量不要张大口。"

"另外，如果患者在保守治疗期间需要每天去医院进行牵引、做理疗时，在往返医院和家的路上，也应当使用颈围领制动，以使颈部的肌肉、韧带及关节处于休息放松状态，同时外出期间保护颈部免受外伤，以达到事半功倍之效。"

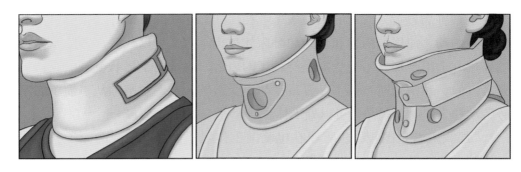

图 6-2　颈围领

二、颈椎病可以用药物来治疗

1. 药物治疗时要注意药物的名称

张医生："颈椎病的保守治疗中，除了休息、劳逸结合，避免受伤，受凉、颈围领制动还有理疗以外，药物治疗是非常重要的一环。药物主要起到辅助对症的治疗作用，也就是缓解症状，减轻痛苦的作用。"

宋教授："是啊，药物很重要，但是现在的很多药物的名称，我们都看不懂，甚至有些字都不认识。"

张医生严肃地说道："是啊！是有您说的这个问题，这是有关药物的通用名和商品名的情况。"

"药品的通用名，代表药物的成分或者说主要成分，用以区别不同作用的药品；我国规定，市面上流通使用的药品，无论是西药还是中成药，无论是国产的还是进口的，都必须具有通用名。我国药品的通用名是由国家药典委员会按照《中国药品通用名称命名原则》组织制定并报国家卫健委备案的药品的法定名称，是同一种成分或相同配方组成的药品在中国境内的通用名称，具有强制性和约束性；药品的通用名不可用作商标注册。"

"哦，这是国家为了保证用药安全的强制性规定吧！应该严格管理，应该严格管理！"宋教授听得也很认真。

张医生继续滔滔不绝地讲起来："药品的商品名则是不同的生产厂家为自己的药品所起的名字，具有商品标识的作用，并经过注册，具有专用权，不可仿用。理论上讲，任何其他厂家没有用过的名字，都可以用，用来和其他厂家生产的药品相区别。"

"嗯！"宋教授不住地点头，"这么说来，药品的商品名也需要注册和报备，也和注册商标大概差不多吧，也是属于知识产权的范畴，不可仿用，需要得到保护的了？"

"是这样的，"张医生继续解释道，"药品的通用名和商品名的关系，这么说吧，某些具有相同成分、相同通用名的药物，由不同的生产厂家来生产，可能有不同的商品名称；而不同商品名的药物，可能含有相同的化学成分或者说相同的通用名。由于不同的生产厂家往往在药品的生产工艺、质量控制、药物纯度方面存在不同，所以，不同厂家生产的具有相同化学成分、相同通用名的药物可能在疗效和药物不良反应方面稍有差别。因此，患者在选用药品时应当注意鉴别。

"比方说，我们很多人都知道的一些常用药品，它们的商品名例如感冒药有'白加黑''新康泰克'等，抗生素有'罗氏芬''希刻劳'等，降压药有'拜新同''络活喜'等，降糖药有'格华止''拜唐苹'等，降脂药有'立普妥''舒降之'等，我们骨科常用的抗炎镇痛药有'扶他林''芬必得'等，这些名称都是不同厂家给他们自己生产的药品起的商品名。一般来说，商品名并不包含药品有效成分的提示信息，它们大多由比较通俗易读和蕴含美好愿望的汉字组成，方便记忆，可读性也比较强。从这个角度看，药品的通用名看起来就没有那么美好了。"

"例如，大家熟知的感冒药'白加黑'的通用名是'氨酚伪麻美芬片／氨麻苯美片'，抗生素'罗氏芬'的通用名是'注射用头孢曲松钠'，降压药'拜新同'的通用名是'硝苯地平控释片'，降糖药'格华止'的通用名是'盐酸二甲双胍片'，降脂药'立普妥'的通用名是'阿托伐他汀钙片'，我们骨科常用的抗炎镇痛药'扶他林'的通用名是'双氯芬酸钠'，'芬必得'的通用名是'布洛芬缓释胶囊'……怎么样？听起来很拗口吧。但是正是这些拗口的通用名，才能准确地表述药品的真实有效成分。一般来说，看起来、听起来很拗口，像是直接从外语翻译过来的名字，有不会念的字，或者有'苯''酚'

'酯''酸'等这些拗口的名称，一定是或者绝大多数是通用名。"

宋教授，"那您这么说来，咱们所有的药品都是有两个名称吗？既有通用名，又有商品名？"

张医生，"也不是这样的，并非任何药品都具有商品名。一般来说，既有通用名又有商品名的药品一般是西药，如果是中成药，大多数就只有一个通用名，而没有商品名。比方说'六味地黄丸''安宫牛黄丸''跌打镇痛膏'，这些都是中成药的通用名，很多不同厂家生产的中成药都用的是相同的通用名，而没有自己的商品名。"

"一个药品既有通用名，又有商品名，对于我们患者来说，有什么意义呢？"宋教授不解地问道。

张医生："分清楚商品名和通用名，能给您省去就医过程中的很多麻烦，也是对自己用药安全负责的一项基本内容，一定要学会哦。对于它们二者的关系嘛，一般来说，通用名对应的药品有很多个，而商品名对应的药品只有一个。"

"另外，由于骨科患者所使用的很多消炎止痛药，都有可能引起胃肠道损害及肾损害的潜在不良反应，因此，在服药过程中要注意最好不要合用同一类的药物，以免增加药物的不良反应。特别是含有相同药物成分、相同通用名的不同药品，虽然其商品名不同，它们通用名却是相同的，因此患者选用时应当注意仔细鉴别。把这些不同厂家生产的，具有不同商品名，却有相同通用名的药品叠加使用，不会增加疗效，但是会增加药物的不良反应。"

宋教授："您这么说我就懂了，您看我这样理解对不对啊？比如咱们大家都熟知的可口可乐公司生产的'芬达'和百事可乐公司生产的'美年达'，这两个名称分别是这两个公司生产的饮料的商品名。从名称看，它们似乎是两种不同的商品，但在其外包装上都注明了它们都是'橙味汽水'。所以'橙味汽水'是它们共同的通用名，因此，'芬达'和'美年达'只是两家不同的公司生产的配方、性状、功能和口味都大致相同或类似的产品，本来没有本质的区别。同样，很多具有不同商品名称的洗发水，通用名都是洗发水，其实也都没有本质的区别，我这样理解对吗？"

张医生不住地点头称是："您的比喻真的是太形象了！您的理解基本正确，也大概是这个意思。由于我们所使用的药品专业性很强，药品还有可能有一定的不良反应，对药品使用中的安全性应该有更高的要求，所以国家对药品的生产和使用有严格的管理和规定。而一般的日常生活用品，大概老百姓自己擦亮眼睛就可以了，所以日用生活品的名称不像药品的名称那样有严格的规定吧。"

2. 颈椎病无须强忍疼痛

"对于我的颈椎病，应该使用哪些药物呢？"宋教授问道。

张医生回答道，"您是神经根型颈椎病，您现在最主要的痛苦症状是颈项部的疼痛，还有向右上肢的放射性疼痛。您首先需要解除疼痛，我给您开些消炎止痛药吧！"

说着，张医生在电脑前敲打着，准备给宋教授开药。

"要是开止痛药就算了，疼痛我还能忍。我还是希望您针对我的颈椎病本身进行治疗。"宋教授说道，"再说了，不是说镇痛药副作用比较大吗？"

张医生说道 ："我记得我前面跟您讲过，颈椎病的保守治疗就是对症治疗，所谓对症，就是针对患者的症状，缓解患者的痛苦，提高患者的生活质量。

"对于神经根型颈椎病、颈项肌筋膜炎，还有伴有颈项部疼痛的交感型颈椎病患者来说，颈项部及向上肢的放射性疼痛是常见的症状，这也是患者最难以忍受的症状，缓解并消除患者的这些疼痛症状是我们治疗像您这样的颈椎病患者的主要任务。"

"是啊！我就是因为脖子疼，还有胳膊像放电一样的疼痛、麻木症状，才到您这儿来看病的，我当然希望不疼了！"宋教授点了点头。

"对于这样的颈椎病患者，其实主要是像您这样的神经根型颈椎病患者，我们的首要任务是缓解颈部肌肉疼痛、向肩背部和上肢的神经根性放射痛。"张医生接着说道，"当然，如果做了手术，手术后的切口在手术的当天还会出现疼痛。剧烈、持续的疼痛，常常使患者难以忍受，而且严重的疼痛还可以导致患者紧张不安、焦虑、失眠，严重者还可能出现生理功能紊乱。严重和持续的疼痛，不仅使患病者本人遭受折磨，而且家属也不得安宁。"

"您说得太对了！这些天我就疼得很厉害，太难受了。应该吃抗炎镇痛药，应该好好地止痛！"宋教授不住地点头。

张医生："说起疼痛，我再多说一点。"

"世界卫生组织和国际疼痛学会把疼痛定义为，人体组织损伤或潜在组织损伤引起的不愉快感觉和情感体验，美国疼痛学会也提出将疼痛列为人体的第五大生命体征。"

"我们人体都有哪五大生命体征啊？这些我们老百姓都不大清楚。"宋编辑问道。

张医生继续解释道："人体的前四大生命体征指的是呼吸、体温、脉搏和血压，它们是维持机体正常活动的支柱，缺一不可，不论哪项指标异常都会导致严重或致命的疾病，同时某些疾病也可以导致这四大生命体征的变化或恶化。现在把疼痛列为生命的第五大体征，足见疼痛在人的生命和生活中的重要位置啊！"

宋编辑："是啊！要不怎么会有痛不欲生这个说法呀！我这些天也疼得实在是难受啊！"

张医生："疼痛是人的一种主观感觉，因人而异，也是骨科医生所面临的常见临床问题。对于像您这样的颈椎病患者来说，是由于颈椎的椎间盘突出、骨刺形成、椎间隙不稳定对局部神经根或神经末梢的刺激，同时还有局部的无菌性炎症反应的刺激所导致的。"

"如果不在疼痛初始阶段进行有效控制，持续的疼痛刺激可以引起中枢神经系统发生病理性重构，急性疼痛有可能发展为难以控制的慢性疼痛。慢性疼痛不仅是患者的一种痛苦感觉体验，而且会严重影响患者的躯体和社会功能，延长治疗时间，增加医疗费用，使患者无法参与正常的生活、工作和社交活动。近年来，随着生活水平的改善和对疼痛认识水平的提高，人们对镇痛的需求也日益增加。因此，在明确病因、积极治疗原发骨科疾病的基础上，尽早镇痛是亟待解决的问题。"

"医生对于患者疼痛的处理目的主要有以下几个方面：一是解除或缓解疼痛；二是改善功能；三是减少药物的不良反应；四是提高生活质量，包括身体状态、精神状态的改善。"

"对于颈椎病所导致的疼痛的处理原则，应当包括以下几个方面。"张医生说。

"首先要重视健康宣教，疼痛患者常常伴有焦虑、紧张情绪，因此需要重视对患者进行健康教育，并与其沟通，以得到患者的配合，达到理想的疼痛治疗效果。"

"嗯，您给我讲的这些，我已经比较清楚了，我会积极配合治疗的。"宋教授随声附和。

张医生继续说道，"还要尽早治疗疼痛，急性疼痛一旦变成慢性，治疗将更加困难。因此，早期治疗疼痛十分必要。"

"您赶紧给我治好了，可别变成慢性的了。"宋编辑忙不迭地附和说道。

张医生："然后，应当注重个体化镇痛，不同患者对疼痛和镇痛药物的反应存在个体差异，因此镇痛方法因人而异，不可机械地套用固定的镇痛方案。个体化镇痛的最终目标是应用最小的剂量达到最佳的镇痛效果，减少镇痛药物的不良反应。"

"在使用止痛药物的同时，应当积极选用非药物的治疗方法，包括休息、颈围领制动，物理治疗如冷敷、热敷、针灸、轻手法的肌肉放松按摩、颈椎牵引等方法，分散患者注意力、放松疗法及自我行为疗法等。非药物治疗对不同的颈椎病患者可以有一定的辅助镇痛效果，有助于减少止痛药的用量，减少止痛药的不良反应。"

宋教授回应道，"嗯，您说得对，我在到您这来看病之前，休息了两天，疼痛就好一些了，不过现在还是疼，我觉得我还是应该用镇痛药吧。"

"科学合理地应用止痛药，有效地控制疼痛，是颈椎病治疗中的重要环节，不仅可以解除患者的痛苦，还能减轻患者亲属的精神负担。用镇痛药来控制疼痛，是临床上应用最广泛的有效方法，正确地选择镇痛药的种类、剂量，适宜的给药方式和间隔，可以解除绝大多数疼痛患者的痛苦。"

"止痛药的使用应当做到按阶梯用药，也就是三阶梯用药的原则。按阶梯用药的意思是说，使用镇痛药的时候应当像上台阶一样，一级一级地拾级而上。对于疼痛比较轻的患者以及治疗初期，应当使用低阶梯的药物；而对于疼痛比较重，或者使用低阶梯药物镇痛效果不良的患者，可以在使用低阶梯镇痛药物的基础之上，再依次选用较高级阶梯的镇痛药物。"

"第一阶梯的镇痛药为非甾体类抗镇痛药，又叫解热镇痛药，俗称消炎镇痛药或消炎止痛药，是最重要的，也是使用最广泛的镇痛药了，"张医生继续解释道，"如果疼痛严重，使用刚才所说的第一阶梯的抗炎镇痛药效果不好，可以在此基础上再加用第二阶梯的抗炎镇痛药物，这类药物为弱阿片类镇痛药，代表药物为'可待因''曲马多'等。

"如果这个时候，患者的止痛效果还不好，还可以在原有用药的基础上，再拾级而上地加用第三阶梯的强效抗炎镇痛药，这类第三阶梯的抗炎镇痛药属于强效阿片类，代表药物为吗啡。临床上仅有极少数严重的颈椎病患者的疼痛及其他肌肉关节疼痛的患者需加用第三阶梯的抗炎镇痛药，颈椎病患者手术后的早期，可以选用第三阶梯的抗炎镇痛药控制手术后伤口的疼痛，这类抗炎镇痛药一般都是短期应用。"

宋教授："哦，这就是您刚才所说的像上台阶一样，一级一级地拾级而上咯？"

"是的，是这个意思。"张医生继续解释道，"三阶梯用药是镇痛药临床应用中应当遵循的重要原则，它符合科学合理用药的基本要求。由于强调按疼痛程度依照相应的阶梯给药，不仅增加了用药的选择机会，还能最大限度地减少药物依赖的发生，减少药物的不良反应。我国目前镇痛药的品种、数量有限，遵循此原则，才能充分发挥现有各类镇痛药的作用，尽可能满足我国各类疼痛患者的需要。"

"是的，应当遵循科学合理的原则用药。"宋教授附和道。

张医生继续说道，"另外，还应当注意的是，镇痛药应该按时给药。意思就是说应当按照药物的有效作用时间定时给药，在这个基础上如果还有疼痛出现时可以临时追加。如果因为患者暂时不痛就停止服药，这样可能会降低药物的镇痛作用，增加药物的毒性作用和不良反应的。"

"一般老百姓所说的药物的副作用，在学术上的规范名称被称为药物的不良反应。其实，现在生产的各种新型的抗炎镇痛药，不良反应都不是很大，比那些老一代的抗炎镇痛药不良反应小多了。而且只要按照刚才我所讲的科学合理的用药原则，药物的不良反应都很小的，都是在可控范围之内的。"

3. 颈椎病患者最常用的第一阶梯非甾体类抗炎镇痛药

"那……"宋教授拉长了声音，有些迟疑地问道，"像我这个脖子疼和右胳膊的疼痛，我还是应该首先使用您说的第一阶梯的消炎止痛药喽？"

"是的，按照镇痛药的三阶梯用药原则，您是应该首先使用第一阶梯的镇痛药的。"张医生回答道，"由于一般的颈椎病患者的颈项肩背部疼痛，还有包括像您这样出现的向上肢的放射性疼痛，都属于轻到中度的疼痛。所以一般来说使用第一阶梯的抗炎镇痛药就可以了。"

"前边我跟您讲过，在颈椎病的颈项部以及向上肢的放射性疼痛的发生机制中，除了椎间盘的突出、骨刺、局部的不稳定以及对神经根的直接刺激和压迫以外，还有一个重要的机制，就是由于局部椎间盘突出、骨刺、局部不稳定以及神经根受压以后所出现的局部无菌性炎症反应，也是导致颈项部肩背部疼痛以及上肢放射性疼痛加重的重要原因。这类第一阶梯的抗炎镇痛药物，可以对抗消除这些局部的无菌性炎症，以及消除这些无菌性炎症所导致的疼痛，从而达到止痛的目的。"

"这些第一阶梯的镇痛药为解热镇痛药，又叫作消炎镇痛药或者说消炎止痛药，在药理学上又被称为非甾体类抗炎镇痛药，适用于轻度至中度疼痛患者的治疗，如牙痛、头痛、肌肉关节疼痛、咽痛、痛经等，尤其适用于感冒发热所引起的全身肌肉酸痛。这类药物品种繁多，应用广泛，可以在医生指导下根据病情正确选择，合理应用。代表药物有'阿司匹林'，但'阿司匹林'现在已经不用于镇痛了，转而用于心脑血管疾病的预防之用了。目前在骨科常用的这类药物有'对乙酰氨基酚''布洛芬''萘普生''洛索洛芬''双氯芬酸''吲哚美辛''萘丁美酮''尼美舒利'，还有'塞来昔布'和'依托考昔'等。"

"等等，"宋教授打断了张医生的话，"您说的这些拗口的名称都是药物的通用名吧？"

"是的，多数情况下，我们医生说的药物名称都是通用名，这样能涵盖多个不同厂家所生产的同一种药物。"

"您刚才说这类药物又叫非甾体类消炎镇痛药，又叫解热镇痛药，又叫消炎止痛药，为什么有这么多称呼啊？"宋教授不解地问。

"嗯，这个嘛，"张医生稍稍停顿了一下，"非甾体类消炎镇痛药这个名称是在药理学上被归类称呼的，解热镇痛药的名称也是从它的效果上来说的，临床发现，这类药物不仅能镇痛，而且能够退热，所以在不少的感冒药中都有这类抗炎镇痛药的身影。"

"哦，看来，这类消炎镇痛药用途还很广泛啊。"宋教授说。

4. 非甾体类抗炎镇痛药的不良反应

38 岁的陈女士在银行上班，由于天天对着电脑工作，平常时不时地有颈项酸痛、僵硬不舒服的毛病，陈女士也没有太当回事儿，平时注意休息，往往就过去了；如果症状重的时候，自己去药店买点镇痛药，多数情况下也能对付过去。

这次由于连续几天加班，陈女士感到颈项疼痛、僵硬的毛病又犯了，而且比以前好像疼得还要更重一些。按照以前的经验，陈女士又去药店买了些镇痛药，吃了几天，没有见什么效果，陈女士加大了用量。由于连续加班劳累，陈女士的颈项痛也是时好时坏，她自己连续吃了好几个星期的止痛药。

陈女士近来逐渐发现上腹酸痛、腹胀、反酸，有时还有恶心的症状。有一天上完厕所，发现大便有些发黑。

陈女士来到医院消化科，医生检查后，告诉陈女士，这是胃出血，也就是上消化道出血。陈女士很纳闷，自己从未患过胃病，怎么会突然胃出血呢？医生告诉陈女士，这很有可能与陈女士这段时间长期大剂量服用的抗炎镇痛药有关。

在消化科医生的指导下，陈女士首先停用了抗炎镇痛药，服用了胃黏膜保护剂以及制酸药后，胃痛和胃出血的情况很快得到了控制。

但是颈项痛的情况还没有好，这次陈女士来到了骨科门诊。

骨科张医生："消化科医生都给您讲了吧？您这次胃的毛病是由于抗炎镇痛药导致的。"

陈女士："是啊！我以前也不知道，原来我去药店买的抗炎镇痛药最常出现的不良反应就是胃肠道的反应啊！"

"您去药店买的镇痛药属于非甾体类抗炎镇痛药，这类抗炎镇痛药用途广泛，对于各种颈腰疼痛、肌肉关节疼痛、牙痛、头痛、痛经等常见的各种疼痛症状都有很好的效果，大家在药店都可以随时买到。"张医生面色凝重地说道，"但是这类药物的不良反应仍然需要引起医生和患者的重视，俗话说，是药三分毒。绝大多数药物都是要通过胃肠系统进行传递、消化和吸收的，所以胃肠道首当其冲地受到某些药物的刺激和损害。据临床资料表明，因用药不慎而导致胃炎、胃肠道溃疡和出血等疾病的，约占胃病总人数的 1/3 以上，且有逐年增加的趋势。"

　　"而我们骨科所使用的各种非甾体类抗炎镇痛药，往往成为导致胃肠道损害最主要的原因了。非甾体类抗炎镇痛药主要通过抑制前列腺素的合成与分泌，来抑制局部的无菌性炎症反应，减轻各种炎症反应后引起的疼痛，从而能够有效地缓解颈椎病患者的颈肩臂痛和其他的肌肉关节疼痛。"

　　"非甾体类抗炎镇痛药最常见的不良反应就是胃肠道损害了。"张医生喝了一口水，稍稍停顿了一下，继续说道，"前列腺素对胃黏膜是有正常的保护作用的，使用非甾体类抗炎镇痛药的时候，也能抑制胃肠道黏膜内前列腺素正常的合成与分泌，从而会破坏前列腺素对胃肠道黏膜的正常保护作用，导致胃肠道损害。因此在服用抗炎镇痛药物的同时，可能会造成胃黏膜的损伤，造成胃黏膜的糜烂和出血。同时，非甾体类抗炎镇痛药在胃内酸性环境下，还能直接破坏胃黏膜上的上皮细胞的脂蛋白层，以致胃黏膜屏障被破坏，导致胃炎或消化性溃疡，严重者可能出现消化性溃疡出血。"

　　"因此，服用非甾体类抗炎镇痛药的患者，即使从来没有胃病，也可能会出现腹部不适、隐痛、恶心、呕吐、饱胀、嗳气、食欲减退等消化不良症状。长期口服非甾体类抗炎镇痛药的患者中，有少数可能会出现严重的并发症如上消化道溃疡、出血或穿孔等。如果以前曾经有过胃、十二指肠溃疡的患者，或者有胃疼的患者，是应当慎用非甾体类抗炎镇痛药的；而如果是活动性的胃十二指肠溃疡的患者，应当是禁用的。"

　　陈女士："是啊！消化科医生说我这次大概就是长期大量吃了抗炎镇痛药而导致的胃肠道损害，还出现了胃出血。"

　　"是的，"张医生停顿了一下，继续说道，"非甾体类抗炎镇痛药最常见的不良反应是胃肠道损害，那么第二位的不良反应就应该是肾损害了。

　　"使用非甾体类抗炎镇痛药所导致的肾损害，虽然发生率不是很高，却是比较严重的不良反应。肾前列腺素的正常分泌有助于维持正常的肾功能，非甾体类抗炎镇痛药的长期大量使用，有可能通过抑制前列腺素的合成与分泌而引起肾的损害，出现肾乳头坏死或间质性肾炎，或者导致肾组织发生缺血、坏死。"

　　"另外，目前常用的非甾体类抗炎镇痛药都是经过肾排泄，所以到达肾的浓度很高，可能造成肾细胞变性、坏死或在肾引起化学性炎症反应。如果浓度过高，药物可能析出结晶，如同江河中的泥沙沉淀一样，还可能引起肾小管的阻塞。"

"由于长期服用镇痛药所导致的肾损害，医学上称之为镇痛药性肾病，如果长期大量服用镇痛药，对肾的损害长期持续存在，最终可能发展为慢性肾功能衰竭，以至于尿毒症。"

"长期使用非甾体类抗炎镇痛药，还能导致这么多、这么严重的问题呀！"陈女士瞪大了眼睛说道。

"是的，"张医生继续严肃地说道，"因此不可以滥用非甾体类抗炎镇痛药，应当在医生的指导下合理使用。有的人稍有头痛或者不舒服就吃上几片镇痛药，有的还随意增加药物的剂量或缩短服药的间隔时间，这都是不可取的。"

"看来，服用镇痛药还是应该要听从医生的意见，仔细阅读说明书啊！"陈女士说道。

"是的，"张医生继续说道，"一般的非甾体类抗炎镇痛药应当饭后服用，以减少对胃肠道的损害；用药后要多饮水，以增加尿量，提高药物的溶解度，避免药物析出结晶沉淀，淤堵肾小管而损害肾。

"特别是长期大量服用非甾体类抗炎镇痛药，更容易出现胃肠道以及肾损害的不良反应，应当避免。对于颈椎病患者来说，如果长期服用非甾体类抗炎镇痛药还不能有效地缓解疼痛症状，这其中有很多的患者就应当及时采取手术治疗了。在现今的医疗技术条件下，颈椎手术风险比以前大大降低，手术的效果也大大提高。所以需要手术的患者，及时采取手术治疗能达到事半功倍之效。"

"对于那些无法接受手术治疗，不得不长期使用非甾体类抗炎镇痛药的患者，在使用镇痛药物时应当避免使用多种成分混合的镇痛药物，避免混合使用多种非甾体类抗炎镇痛药，而且当镇痛药物剂量增加时止痛效果并不一定能够增加很多，但药物的不良反应特别是胃肠道和肾的不良反应却会相应增加。"

"一般来讲，对于肾功能不全患者、孕妇、哺乳期妇女、有活动性胃、十二指肠溃疡，其他出血性疾病，或者对非甾体类抗炎镇痛药过敏者，应当禁止使用或者慎用非甾体类抗炎镇痛药。"

5. 新一代的非甾体类抗炎镇痛药更少出现不良反应

"嗯，我明白了，"陈女士说，"像我这样有明确的脖子疼痛的，也还是应当及时使用非甾体类抗炎镇痛药的，但是不能滥用镇痛药，也应当尽量避免长期使用止痛药。在医生的指导下合理使用非甾体类消炎止痛药，是能够达到事半功倍之效的！"

"是的，"张医生话锋一转，说道："刚才我给您介绍了非甾体类抗炎镇痛药的机制，是通过抑制前列腺素的合成与分泌来消除局部的无菌性炎症，从而产生镇痛的效果的。人体内的前列腺素对胃黏膜和肾有正常的保护作用，非甾体抗炎镇痛药的正常使用也难以避免对胃黏膜和和肾的损害。"

"那像我这种情况应当怎么办呢？既需要吃止痛药，又要避免这些止痛药的不良反应。"陈女士有些着急地问。

"您不要太着急，"张医生对陈女士安慰道，"近年来的科学研究发现，人体内一种叫做环氧化酶的催化酶催化了体内前列腺素的合成和分泌，而非甾体类抗炎镇痛药就是通过阻断了环氧化酶的这种催化作用，从而抑制了前列腺素的合成和分泌，来达到抗炎镇痛的作用。但我们体内的环氧化酶实际上有两种，一种具有保护胃肠道黏膜以及保护肾功能的生理作用，我们可以称它为环氧化酶-1，而另一种参与无菌性炎症反应，并刺激产生疼痛，被称作和环氧化酶-2。目前传统的非甾体类抗炎镇痛药由于基本上不加区分地同时抑制了这两种环氧化酶，因此在抗炎镇痛的同时可以产生胃肠道及肾的不良反应。"

"哦，那能不能对两种不同的环氧化酶进行区别对待呢？只是抑制那些参与无菌性炎症反应和疼痛作用的环氧化酶，而不抑制那些对胃肠道黏膜及肾具有生理性保护作用的环氧化酶呢？"陈女士提出了疑问。

"您具有很强的科学研究思维能力呀！"张医生不由得夸奖起陈女士来了，"正如您所说的那样，科学家们经过研究，在这方面已经获得了重大突破，并已经生产出了大量的新一代的非甾体类抗炎药,被称作环氧化酶-2抑制药，在临床已经广泛使用，并成为临床常用药了。"

"这些新一代的抑制环氧化酶-2的非甾体类消炎止痛药，具有很好的消炎止痛作用，又不会抑制对胃黏膜和肾具有生理保护作用的前列腺素。国外的研究表明,长期使用这类新一代的抑制环氧化酶-2的非甾体类抗炎镇痛药，也基本不会出现胃肠道的不良反应，对于本身就有胃病和胃、十二指肠溃疡的患者，长期使用也是基本安全的，其不良反应比传统的非甾体类抗炎镇痛药小了很多很多。"

"这些新一代的抑制环氧化酶 −2 的非甾体类抗炎镇痛药，代表性药物有'尼美舒利''美洛昔康''塞来昔布'，还有'依托考昔'，最早这些药物都是进口的，现在已经有国产药也可以使用了。"

"嗯，科学不断进步，新药不断涌现，我们也能够享用到越来越多效果更好、副作用更少的新药了啊！"陈女士流露出欣慰的目光。"那像我这样，脖子还疼，吃了普通的镇痛药还出现了胃肠道不良反应的患者，我能吃您说的这些抑制环氧化酶 2 的非甾体类抗炎镇痛药吧？"

"是的，毕竟，您的脖子还疼，还应该用一些镇痛药的，像您这样有过胃疼、胃出血历史的患者，甚至有活动性胃、十二指肠溃疡的患者，用这些药，也应该是安全的。"张医生说道。"不过，您应该采取综合治疗的方法，除了口服抗炎镇痛药，还应该多休息，戴个颈围领，再用些外用药，做做理疗，综合治疗，可以达到事半功倍之效，可以缩短疗程，减少镇痛药的用量，还可以减少治疗的费用。"

6. 非甾体类抗炎镇痛药不是抗生素

陈女士说道，"张医生,您说的抗炎镇痛药,不用给我开了。上次我嗓子痛，去医院看病的时候，医生还给我开了很多的螺旋霉素还没有吃完呢，也是一样的消炎吧？"

张医生苦笑着说道，"我要给您开的是抗炎镇痛药，您说的那个是抗生素，两者不是一回事。"

"不都是'消炎药'吗？"陈女士追问道。

"不不不，不是一回事，"张医生急忙解释道，"平常医生所说的'炎症'一般有两种意义。"

"一是指感染性炎症，大多是由于细菌感染引起的，包括中耳炎、肺炎、泌尿系感染、皮肤感染等；还有一些是由于病毒感染所导致的。而您刚才说嗓子痛，应该是咽部扁桃体炎的细菌性感染性炎症。"

"二是指无菌性炎症，在炎症反应过程中没有各种细菌病毒等病原微生物的参与，大多是由于各种外伤、劳损性刺激等导致的局部炎症性反应，包括颈肩臂痛、肌肉关节疼痛、老年性关节炎等。"

"因此一般医生所说的'消炎'也可能有两种不同的意思。"

"一是指消除感染性炎症,应当使用抗生素,例如青霉素、螺旋霉素、头孢菌素或先锋霉素等,通过杀死细菌而消除局部的感染性炎症,或者说是抗感染;另外的意思就是指消除无菌性炎症,使用非甾体类抗炎镇痛药或解热镇痛药等消除局部组织的无菌性炎症反应,从而达到止痛的目的。"

"看来,此'炎症'非彼'炎症',此'消炎'也非彼'消炎'啊!"陈女士打趣地说道。

"嗯,这是有点像绕口令一样,"张医生摊开双手,无奈地说道,"一般的呼吸内科、耳鼻咽喉科、泌尿外科及普通外科医生所说的炎症大多是指第一种的感染性炎症,他们一般也使用抗生素去消除和对抗感染性的炎症;而我们骨科医生所说的炎症一般是指后面的一种无菌性炎症,骨科医生所说的'抗炎镇痛'也主要是指后一种的'消炎',也就是消除局部的无菌性炎症,所说的抗炎镇痛药也主要是指各种非甾体类抗炎镇痛药或解热镇痛药。因此,这在老百姓中常常引起误解。"

"像您这个脖子疼痛,还有其他的腰背痛,或者肌肉关节疼痛,以及类风湿关节炎、骨性关节炎、腰腿痛、腱鞘炎、滑囊炎等,都是由于局部的无菌性炎症所导致的。是由于局部的损伤、刺激等因素促使机体局部产生的非感染性炎症,可以刺激前列腺素的合成与分泌,而前列腺素可以使机体对痛觉非常敏感。非甾体类抗炎镇痛药是通过抑制局部前列腺素的合成和分泌,来起到局部镇痛作用的,其镇痛作用温和,最适用于躯体的轻、中度钝痛,特别是带有局部炎症的疼痛,对于局部感染性炎症的疼痛也有一定的疗效。因此,抗炎镇痛就成为治疗颈肩臂痛及其他肌肉关节疼痛的常用药。"

7. 不要首先使用第二三阶梯的麻醉性镇痛药

"张医生,您刚才说的第三阶梯镇痛药是阿片类的镇痛药,这个阿片和鸦片是一个意思吗?"陈女士不解地问道。

"是的,这两个词是同一个意思。"张医生解释说道,"李时珍在《本草纲目》中就把'阿片'作为正名,而把'鸦片'作为其俗名。所以现在在正规的学术方面都用阿片这个词，在强效的吗啡类镇痛药方面也统称为阿片类镇痛药。"

"嗯，我觉得您的这个解释是有道理的。"陈女士赞许道。

张医生继续说道："镇痛药主要分为麻醉性镇痛药和非麻醉性镇痛药两类。麻醉性镇痛药也就是我们刚才说的阿片类镇痛药，以吗啡为典型代表，其他还有'可待因''羟考酮''美沙酮''芬太尼'和哌替啶（杜冷丁）等。这类药物主要用于剧烈难忍的锐痛，如创伤性疼痛，包括严重创伤、烧伤、骨折等原因导致的剧烈疼痛，内脏剧痛，例如心绞痛、肾绞痛、胆绞痛等，最后还有晚期癌症患者的严重疼痛等。"

"嗯，我听说手术后的疼痛和晚期癌症的疼痛都是难以忍受或者无法忍受的，是应该使用这种强效的镇痛药了。"陈女士说道，"另外，我看很多描写二战的电影中，不少美军士兵在战场上受伤后痛苦呻吟、颤抖，卫生兵上来就给他打一针吗啡，然后这个伤兵慢慢地就安静下来了，这就是这种阿片类镇痛药超强的镇痛作用吧！"

"是的，是这样的，看来您真的知识面很广泛啊，看电影的时候都不忘观察电影中的科学道理，"张医生不住地夸奖陈女士。

"嗯，只要留心，生活中处处皆学问，到处都可以学习长进的。"陈女士说，"通过这次生病，我也向您学习了很多的医学知识啊！"

张医生继续说道，"第二阶梯的弱阿片类的镇痛药和第三阶梯的强阿片类镇痛药，都是毒麻药，两者的区别主要是镇痛效果不同。啊，对了，毒麻药是医学上毒品和麻醉药品的简称。"

"刚才说的阿片类毒品和阿片镇痛药来源都是一样的，都是来源于罂粟，只是用途不同而已，阿片类毒品是吸毒人员吸食的毒品，而阿片类镇痛药在医学上用于强效镇痛，两者对于人的不良反应基本上是一样的，长期使用毒麻药也会成瘾的，毒麻药是属于国家严格管控的。"

"不是所有合格的医生都具有毒麻药品的处方资质的，目前国家的管理要求是，主治医师以上职称的医生，经过国家严格正规的毒麻药品处方培训的，才能有开具这类毒麻药品处方的资质，并且使用过程都是有严格的监管机制的。"

"国家严格管控的目的，一来是为了保护使用这类毒麻药的患者不至于出现药物依赖，也就是成瘾性；二来是为了防止这样的药品流入社会，成为吸毒人员的毒品来源。"

"这类阿片类毒麻药和阿片类毒品最主要的区别在于，阿片类毒麻药只能在医院在医生护士的严格监管下使用，短期内使用一般不容易出现成瘾性；而阿片类毒品嘛，您知道的，是吸毒人员通过非法的途径获取的，而且只要一旦沾染吸食上毒品就会成瘾。"

"是的，毒品很可怕，国家对毒麻药品的严格监管非常重要。"陈女士回应说道。

张医生说，"对于颈椎病患者来说，仅在手术后止痛、严重的颈部肌肉及神经根疼痛，使用其他抗炎镇痛药没有明显效果的情况下才可以谨慎使用。对于一般的颈椎病患者来说，不建议使用或不作为首选使用。为避免产生成瘾性，尽量用小剂量，次数少一些。只有对晚期癌症患者，可以不必考虑成瘾问题。"

"看来我这个疼痛还没有到那个严重程度，应该不需要使用这类毒麻药品吧？"陈女士小心翼翼地问道。

"当然，您现在应该还不到那个程度，咱们已经谈笑风生那么长时间了。您要是严重疼痛，痛不欲生，坐卧不宁，您早就听不进去我说这么多话了。而且按照镇痛药三阶梯使用的原则，您也应当首先使用轻度镇痛的抗炎镇痛药，而不是一上来就用这种强效的毒麻药品。"张医生笑了起来。

"是的，是的，我现在还不到使用这种毒麻药品的程度。"陈女士赶紧随声附和道。

"另外，这类阿片类镇痛药的不良反应或者说是副作用，除了刚才所说的成瘾性以外，比较明显的不良反应就是用药后出现的恶心、呕吐了。有相当多的患者用药后疼痛可以明显消除或者缓解，但是出现比较严重的恶心，以至于呕吐。当然，阿片类止痛药大剂量使用的时候，还有部分患者可能会出现一定程度的呼吸抑制，不过，一般来说我们骨科的患者用量都比较小，出现这种呼吸抑制的情况都非常少见。"张医生补充说道。

三、理疗、牵引、推拿、按摩与颈椎病

1. 大多数颈椎病患者都可以采用的颈椎牵引疗法

"张医生，我听说颈椎病做牵引是有效的，我这个情况可以做牵引吗？"宋教授问道。

"您的神经根型颈椎病是可以做牵引的，而且也是有效的，"张医生继续介绍道，"颈椎牵引疗法是颈椎病较为有效并且应用较广泛的一种保守治疗方法，适用于大多数的神经根型和交感型颈椎病患者，但对于脊髓型颈椎病应该是没有效果的。

"颈椎牵引是通过外力或者人体自身的重力，使颈椎椎体之间的间隙增宽，同时在牵引过程中还能限制颈椎的活动。这样有利于解除颈部肌肉痉挛，从而减少对椎间盘的压力；可以增加椎间隙和椎间孔的高度，恢复正常椎体的排列；还可以牵开被嵌顿的小关节滑膜；可以减少突出的椎间盘组织向周围的压力，有利于颈椎局部组织充血和水肿的消退和无菌性炎症反应的控制，从而使颈神经根和交感神经所受的刺激和压迫得到一定程度的缓解，最后达到缓解颈椎病患者相关症状的目的。"

"啊！颈椎牵引有这么多的作用啊！"宋教授说道，"那我应该如何牵引呢？"

"嗯，"张医生说道，"颈椎的牵引治疗一般是在康复理疗科进行，牵引的时候通常采用枕颌布带牵引法，有坐式和卧式两种。轻症患者采用间断牵引，从小重量开始牵引，可以根据患者对牵引后的反应，适当地逐渐增加牵引重量。可以每天牵引1～2次，每次半小时至1小时；重症患者可以持续牵引，每天牵引数小时。"

"牵引以后可以根据患者性别、年龄、体质强弱、颈部肌肉发育情况以及患者对牵引治疗的反应，适当地调整牵引重量和牵引时间。"

"如果我要进行颈椎牵引治疗，是不是每天都要往医院跑啊？天天都要

来医院，多麻烦呀！"宋教授显得有些迟疑。

"您提的问题很好，"张医生说道，"其实，颈椎牵引方法由于所需设备相对比较简单，方便易行，既可以在医院施行，经过医生指导后也可以在家中施行。"

"在家庭中进行颈椎牵引是既方便又可行的好办法。现在已经有了专门供颈椎病患者在家自己牵引的颈椎牵引架，可以从医疗器械商店或药店买，也可以从网上购买，按照说明书组装操作就行了，简单、方便、实用，说明书上还应该有牵引方法的介绍。"

"如果我自己在家牵引，有什么特别的注意事项吗？"宋教授问道。

"您问的问题很重要，"张医生说道，"患者在家中进行颈椎牵引的时候，牵引的力度、频度、牵引方向、持续时间等，不必强求一定要达到某一特定的数值，要因人而异。最好是以牵引的当时，还有牵引后全身得以放松，尤其是颈部放松，无头晕、颈痛等不适表现，无疲乏无力等不适症状为准，根据牵引的效果可以作适当调整。"

"如果牵引方法不当会使效果不明显，甚至会使症状加剧。重量过大常使症状加重，不宜采用。如果牵拉头部可以使症状加重者，不宜牵引治疗；颈椎牵引后出现原有症状加重，头昏、眩晕、恶心或其他不适表现者，也应当停止牵引。"

"短时间内大重量的牵引治疗，对于脊髓型颈椎病，以及伴有发育性颈椎椎管狭窄、颈椎后纵韧带骨化的患者是不适宜的，这有可能导致脊髓损伤，或者使脊髓型颈椎病患者的症状明显加重而且难以恢复，目前已被列为颈椎牵引的禁忌了。"

"牵引前，如果先进行颈部的热敷或洗个热水澡，肌肉、韧带放松再做，疗效会更好些。条件具备的，在牵引的同时做颈部红外线照射，当然更好了。"

"每次牵引都要花半个小时至一个小时，如果是持续的卧床牵引，需要好几个小时，这么长时间的牵引，有点枯燥无味啊！"宋教授苦笑着说。

"是的，"张医生也无奈地耸了耸肩，"长时间的卧床牵引，的确很枯燥乏味，患者可以产生单调、呆板的感觉。但牵引的时候，也可以听听音乐、看看书，以丰富您的生活，打发漫长的牵引时间。长时间卧床牵引的患者应练习深呼吸，用力咳嗽，以防止坠积性肺炎。在长时间卧床牵引过程中，您也可以做一些力所能及的锻炼活动，如四肢关节的主动活动等，这样可以促进血液循环，保持肌力和关节的正常活动范围；还应当多饮水，多吃富含粗纤维的食物，并定时按摩腹部，由右下腹至右上腹，再由左上腹至左下腹，这样可以促进胃肠蠕动，防止便秘。"

"如果患者是在家自己牵引的话，长时间的牵引后，当感觉原有症状加重，或肢体麻木、颈项酸痛不适等情况，应当停止或暂时停止牵引，可以休息几天后再从小重量开始，小心地试行牵引。如果再次出现上述情况，则应当停止牵引，并到医院找医生看病，反映上述情况。"

"颈椎牵引疗法痛苦少，效果良好，并发症少，适应范围广泛；但并非人人皆宜，并发严重心、肺疾病，心肺功能不全，以及全身衰弱的患者不适合牵引，高龄患者及脊髓型颈椎病、颈椎后纵韧带骨化等患者选用牵引时应当谨慎或者最好不做。"

2. 颈椎病也可以采用康复理疗

宋教授说："张医生，我这个情况可以做理疗吗？我听说颈椎病做理疗是有效的。"

张医生："是的，您说得很对，大部分的颈椎病患者是可以做理疗的，而且理疗对一部分的颈椎病患者也是相当有效的。理疗有助于缓解颈椎病患者颈项肩背部的疼痛、酸胀、僵硬的症状，也有助于缓解向肩背部和上肢的放射性疼痛麻木的神经根型颈椎病的症状，还可能有助于缓解头晕耳鸣等交感型颈椎病的相关症状。脊髓型颈椎病患者做理疗，也只能缓解颈项部的酸胀疼痛僵硬的症状，而对于更重要的四肢运动不灵活的脊髓压迫症状是没有效果的。所以，脊髓型颈椎病患者一般是不建议做理疗的。颈椎病患者手术后进行理疗康复是有助于患者尽快恢复功能的。"

宋教授说："说起理疗，我还不大清楚是怎么回事儿呢，您能给简单介绍一下吗？"

"嗯，好的，"张医生稍稍停顿了一下，说道，"理疗是物理治疗的简称，是应用各种物理因素，例如声、光、电、热、电磁、机械及放射能等作用于人体，以预防或治疗疾病的方法。理疗是在理疗科进行的，不在我们骨科。哦，对了，理疗科是以前的称呼，现在增加了一些康复措施，所以叫作康复理疗科了。"

宋教授："哦，康复理疗科，是个新名称啊！以前没有听说过啊！"

"是的，康复理疗科是个新的科室，也是一个新的临床专业，所以很多老百姓没有听说过。"张医生继续说道，"康复理疗科的工作内容包括以前理疗科的那些工作，还有康复的内容。

"对于颈椎病患者来说，除了传统意义上的那些理疗措施以外，还包括肌肉的放松按摩、骨关节活动的恢复、肌肉力量的训练等，适用于需要保守治疗的颈椎病，或者颈椎手术后功能训练和康复；这些康复的工作一部分是康复理疗师徒手操作完成，还有一部分需要借助专门的康复器具完成。"

"对于需要保守治疗的颈椎病来说，主要需要的是理疗措施。

"在颈椎病的保守治疗中，理疗可以起到多种作用，也是较为有效和常用的治疗方法。但是，一般来说理疗起效比较慢，每天 1 ~ 2 次，1 个疗程10 ~ 14 天。具体选用哪种理疗方法，理疗科医生会根据病情和条件来选定。选用 2 ~ 3 项的组合，不必每一项都做。理疗配合其他的保守治疗方法同时进行，效果会更好一些。"

"实际上，前边给您讲的颈椎的牵引就是康复理疗工作的一部分。"

具体说来，颈椎病患者常用的理疗措施有以下几种：

"离子导入疗法，是应用直流电向体内导入各种中西药物，对于治疗颈椎病有一定效果。这些药物包括盐酸普鲁卡因、碘化钾、陈醋、冰醋酸，还有其他的一些中药等，但是其作用机制目前还没有定论。"

"还有高频电疗法，常用的有超短波、短波及微波等疗法，通过体内深部的电热作用，改善颈椎深部组织，包括神经根、交感神经等组织的血液循环，有利于这些组织功能的恢复，应用得当也可以取得较好的效果。"

"石蜡疗法，是利用加热后的石蜡敷贴于患处，局部组织受热后，毛细血管扩张，循环加速，组织细胞通透性增加，有利于组织水肿的消散及血肿吸收。此外，还有消炎、镇痛、缓解肌肉痉挛等作用。石蜡疗法使组织受热作用强，时间持久，作用深度可以达 1 厘米，由于疗效较好，又简便易行，因此在康复理疗科比较常用。"

"超短波，是利用其高频电场作用于人体，使患处的分子和离子在平行位置振动，相互摩擦产生热效应，这种热效应可使患处的血管扩张，促进血液循环，改善组织的营养及代谢，减少局部炎症渗出，有利于炎症吸收，消散、消肿，从而获得较好的治疗效果。"

"一般认为，在颈椎病的急性期，可以进行离子导入、超声波、紫外线或间动电流等；疼痛减轻后可以改用超声波、碘离子透入、感应电或其他热疗。另外，颈部的干扰电疗、音频电疗、直流电离子导入、超声波、红外线、激光等理疗，对改善颈部的血液循环、镇痛、消除神经根的炎症性水肿，还有缓解局部的粘连都有积极作用，对改善临床症状也是十分有效的。"

"张医生，您说的这些理疗措施，都是要在医院用特殊的仪器设备才能完成吧？天天往医院跑，也还是比较麻烦的事情。"宋编辑问道。

"是的，"张医生说道："大部分重要的理疗措施，还是应当到医院去，在特殊的理疗设备下完成。但是，也有一些简单的理疗方法，患者可以在家中自己实施，目前市场上有许多的家庭理疗仪器出售，也为患者在家中实施自我理疗提供了一些方便。家庭理疗，不仅省时省钱，而且还可以配合卧床休息，再辅助以其他的口服药物、外用药等治疗方法，也能取得一定的治疗效果。"

"嗯，这对于那些离医院比较远，看病不方便的患者来说，还是可以部分采纳，自己在家中理疗吧。"宋教授说。

张医生："其实，更简单的方法是，局部使用冷热敷等，也可以起到一定的治疗作用，冷热敷也是属于物理治疗的范畴。"

"急性期患者疼痛症状较重的时候，可以使用冰块冷敷治疗。局部冷敷有助于减轻组织的渗出、肿胀，有助于减轻局部的无菌性炎症反应，从而可以减轻疼痛，冷敷的时间一般应控制在急性发病后的两三天内，最好是 24 小时以内。另外，应当注意，不要一次冷敷时间太长，不要让冰块在一个部位过长时间停留，以防止局部皮肤冻伤。冷敷的冰块或者冰袋外面包一层薄的毛巾，可以防止皮肤冻伤。冷敷以每次 10 ～ 30 分钟，每天 5 ～ 10 次为宜。"

"热敷治疗可以改善局部的血液循环，缓解肌肉痉挛，消除已经出现的肿胀，以减轻症状，一般适用于慢性期的患者。可以用热毛巾、热水袋或电热手炉等进行局部外敷，红外线灯泡照射也可以产生局部热疗的作用，也可以使用各种市售的产热物如热敷袋及寒痛乐等热敷；患者自己可以从市场上买到的各种场效应治疗仪、频谱仪及远红外线治疗仪等实际上也是以产热为主的理疗仪器，与热敷治疗的机制大致相同，也可以使用；还可以用活血化瘀的中药熏洗方法。受热时，局部毛细血管扩张，可以增加活血化瘀中药的局部吸收，增强局部的药理作用，从而起到很好的消炎、消肿镇痛的作用。热敷治疗时局部温度应保持在 50 ~ 60℃，热敷时间每次 15 ~ 20 分钟，每日 2 ~ 3 次。温度太高或时间过久，可以引起周围血管过度扩张而加重症状，有些患者甚至可以引起局部烫伤，应注意避免。"

"另外，颈椎病患者睡电热毯以及在浴缸内热水浸泡的方法，也是可以在家完成得很好的理疗方法，简单方便，舒适无痛苦，配合其他的治疗方法，可以有助于缓解症状，特别是颈、肩、背部的疼痛症状。"

宋教授："理疗有这么多的好处啊！"

"是的，"张医生继续说道，"但是凡事都是有利有弊的，长期反复使用理疗措施，可能使肌肉组织因长期充血而出现变性，还容易引起皮肤色素沉着或皮下肌肉软组织僵硬，应当注意。所以对于某些颈椎病患者，如果长期保守治疗，包括长期理疗，还达不到满意的效果，就应当尽快采用手术治疗了，千万不要一条道走到黑呀！毕竟，在现代的技术条件下，大部分的颈椎手术效果满意，风险也不大。选择有丰富经验的医生进行手术，更可以得到效果与安全的良好保障。"

3. 颈椎病不能接受重手法的推拿按摩

40 岁的钱先生在办公室工作，劳累后经常有脖子僵硬、酸痛的症状，自己也时不时地有落枕的情况出现。出现这种情况后，往往适当休息几天，或者让家人朋友给捏捏脖子，揉一揉，过几天就会好一些了。

这次钱先生早晨起来后感到脖子疼痛、僵硬，抬头和向各个方向的活动受限，钱先生知道这又是落枕了。

还得上班。钱先生来到单位，梗着脖子忙完了一天的工作，下班后感到脖子的疼痛僵硬症状比早晨上班前加重了一些。

钱先生知道单位附近有一个按摩诊所，下班后，钱先生就来到这家按摩诊所进行按摩。按摩师简单问了问钱先生的情况后，就给钱先生进行了脖子的按摩，按摩完了觉得脖子舒服了好多，疼痛僵硬的情况似乎也好了一些。

第二天下班后，钱先生又来到按摩诊所进行按摩。考虑到第一天按摩后觉得脖子好了一些，钱先生就要求按摩师给他加大点力度，增强点效果。

按摩师满口答应，按摩的过程中，钱先生也觉得按摩师的力度比昨天大了不少，而且觉得脖子和肩背部比昨天疼一些。钱先生也没有理会，第二天早晨起床后钱先生觉得颈项肩背部的疼痛比昨天重多了，钱先生坚持赶到单位上完了班。下班后来到按摩诊所，和按摩师讲起了按摩后疼痛加重的情况。按摩师跟他说，疼痛加重，就说明找到病根儿啦，应该继续坚持按摩，下一步，症状就应该能很快缓解了。

这一次按摩师又进一步加大了按摩的力度，还把钱先生的脖子使劲儿地向各个方向掰了掰，用胳膊肘在肩背部使劲地顶了顶。回到家后，钱先生感到肩背部火辣辣地疼，头都差点抬不起来了，而且还出现了左上臂像放电一样的疼痛麻木症状，左胳膊也觉得没有力气了；晚上回到家，疼痛越发严重，躺在床上辗转反侧，怎么也睡不着。

不得已，上午钱先生只好请了假，没去上班，来到医院骨科看了张医生的门诊。

张医生经过详细的询问和检查，并让钱先生做了颈椎 X 线片和核磁共振检查后，告诉钱先生，现在的情况是神经根型颈椎病，有比较明确的颈椎间盘突出，压迫神经根；而且情况很严重，疼痛剧烈，影响睡眠，并且出现了左上肢无力的症状，有比较严重的神经功能障碍，应当尽快手术治疗。

"怎么会这样呢？我本来不就是个落枕吗？"钱先生不解地问。

"是的，您前几天刚刚犯病的时候，可能也就是个落枕。"张医生解释道："哦，对了，落枕是一个民间的称呼，我们骨科专业的称呼应当是急性颈项肌肉筋膜炎。"

"但是我以前落枕的时候，歇一歇，脖子上揉一揉、捏一捏就能好啊，这一次怎么能这样呢？"钱先生还是不明白。

"您看您这片子啊，"张医生指着钱先生的核磁共振和 X 线片子说道："您的核磁共振片子显示您的颈椎这儿有比较明确的椎间盘突出、神经根受压的表现，这在您几天前出现的颈项疼痛，嗯，也就是民间老百姓所说的落枕的时候可能就已经有了。也可能当时您颈椎间盘突出的程度没有这么重，也可能就是现在这个样子，您在按摩之前也没有做核磁共振，所以也很难说当时到底是什么样子。

"您这次几天前出现的急性颈项肌肌肉筋膜炎，脖子疼痛、僵硬的症状，跟这些颈椎椎间盘突出的表现应该都有间接的关系。在按摩的时候由于按摩师的手法比较重，您的颈椎可能本身就存在一些潜在的不稳定因素，他又采取了使颈椎向各个方向强力的，或者暴力的推拿活动手法，可能会加重颈椎的不稳定，并且导致局部的损伤和无菌性炎症性反应进一步加重；这些暴力的颈椎推拿活动对颈椎间盘的挤压，还可能导致颈椎间盘突出的进一步加重，或者使颈椎间盘突出以后的局部炎症反应进一步加重，从而导致您的症状加重；并且进一步出现了严重的神经损害。"

"啊！原来是这样啊！早知道我就不应该去做推拿按摩了！"钱先生吃惊地说道。

张医生解释道，"本来嘛，轻手法的推拿按摩是颈椎病较为有效的治疗措施之一。它能够缓解颈肩肌群的紧张和痉挛，恢复颈椎的活动，松解神经根及软组织的粘连，加宽椎间隙，扩大椎间孔，缓解对神经血管的刺激与压迫，促进局部血液循环，从而收到舒筋活络、解痉镇痛、缓解症状的效果。"

"现在的按摩分为中医和西医两种，中医的推拿按摩方法较多，譬如颈椎的被动伸屈旋转、穴位推揉、棘突点压及弹拨、手法牵引、重压按摩等均为有效的疗法。"

"而西医的按摩手法主要采取对颈椎轻手法的推压震动、对颈椎轻手法的旋转及肌肉放松按摩等，这种手法操作轻巧，患者容易配合。它不但能够减轻疼痛及麻木，而且可以明显改善颈椎的活动功能，这是西方流行的一种治疗方法。"

"如果选择好适应证，采用正确的推拿按摩手法，大多数的颈椎病患者还是可以获得良好的效果的。对于像您这样的急性颈项肌肉筋膜炎的情况，如果当时采用轻手法的肌肉放松按摩，其实应该是有好处的。"

"推拿按摩本身应该在有经验的专科医师指导下进行操作，以防出现意外。但是，由于目前大多数的按摩师并不是骨科医生，并不非常清楚颈椎病的病理及颈部的解剖结构特点，对于在颈椎病患者身上进行的重手法推拿按摩可能导致的危险性也没有清楚的认识。"

"在推拿按摩时，如果手法不当，手法过重，特别是采用强烈的旋转复位手法和提端摇晃手法等重手法的推拿按摩后，部分患者可以引起肌肉筋膜或韧带的挫伤或拉伤，导致颈项肩背部疼痛加重。"

"另外，在已经发生了颈椎退变，有椎间盘突出、椎体后缘骨赘形成以及局部不稳定后，颈椎椎管内重要的脊髓神经组织所处的空间十分狭窄，其回旋余地已是非常有限，在重手法的暴力推拿按摩后，原有的椎间盘突出可以进一步加重；或者使原有的颈椎局部不稳定，以及局部的无菌性炎症反应进一步加重，导致颈椎病原有的症状加重，甚至出现四肢的肌肉瘫痪。您就是这种情况，原先的症状在重手法的暴力推拿按摩后加重了，而且新出现了上肢无力，这就是肌肉的瘫痪了，这就是重手法推拿按摩非常严重的并发症了！"

"另外，我们以前还见过，少数患者由于重手法的颈椎暴力按摩，而出现脊髓神经的不可逆性损伤以致瘫痪，最终死亡的病例。"

"啊！有这么严重吗？真的有这么严重吗？"钱先生连续问道。

张医生："所以啊，像您这种情况，还有那些已经诊断明确的各种类型的颈椎病，我们是不建议进行重手法的推拿按摩的，那样做的确风险很高；如果愿意，做那些轻手法的肌肉放松按摩还是应该可以考虑的。"

"就是就是，重手法的颈椎推拿按摩对颈椎病真的是很有害呀，我应该就算一个活生生的教训吧。"钱先生懊恼地说道。

张医生："所以，我们提醒颈椎病患者要特别注意，不可以接受粗暴的重手法推拿按摩，轻柔的肌肉放松按摩有时是可以接受的，但手法绝对不可以太重。否则，后果可能不堪设想。"

"目前我们认为脊髓型颈椎病患者禁忌按摩以及手法推拿，我们在临床上可以见到，有相当一部分脊髓型颈椎病的患者，由于接受推拿按摩，特别是重手法的颈部推拿按摩后，患者原有症状加重以致四肢瘫痪，即使接受手术治疗也难以恢复到比较良好的状态。"

"另外，对于有明显的颈椎节段性不稳定的患者，接受重手法的颈椎推拿按摩后，可能会加重颈椎的不稳定，并有可能出现脊髓损伤以致四肢瘫痪，因此也列为手法推拿按摩的禁忌；同时伴有发育性颈椎椎管狭窄、颈椎后纵韧带骨化及强直性脊柱炎的患者，椎管内的脊髓神经的回旋缓冲余地太小，常人能够忍受的颈部晃动和振荡，他们却无法耐受，在手法推拿按摩时可能加重脊髓损伤以致发生四肢瘫痪，因此，也是手法推拿按摩的禁忌。"

"有明确的颈椎间盘突出、颈椎骨刺形成等情况，在重手法按摩后也容易出现症状加重，属于推拿按摩的高危情况，采用按摩治疗也应当慎重，慎重，再慎重啊！"

"如果要去进行颈椎推拿按摩，最好能先做颈椎的 X 线片、CT 或者核磁共振检查，了解有没有刚才我们所说的那些颈椎按摩的禁忌或者高危因素。"

"如果按摩后出现颈项部的疼痛加重，那么一定要立即停止按摩，不要再坚持啦。"

"是啊，本来当时我按摩的时候，就已经出现了脖子还有后背的疼痛加重，当时我就不想按摩，想放弃了，可是那个按摩师还跟我说'已经找到病根儿了，坚持坚持再坚持！'结果弄到现在这个样子。唉！"钱先生懊悔地说道。

张医生："这都是错误的认识。要知道，疼痛是我们人类在漫长的生物进化过程中所获得的一种保护机制，或者说是上帝给予我们的一种保护机制，这就是在告诉我们，这是危险的，快离开，快跑！"

"嗯，这不仅是我们人类的保护机制，大概也是所有动物都有的本能吧！"钱先生接过话来说道。

"您说得对。"张医生赞许道，"实际上，疼痛的发生就是损伤后导致局部无菌性炎症反应的后果，疼痛就表明损伤已经或正在发生，告诉我们下次应当避免这种疼痛的发生，避免这种损伤的发生。

"这个时候，下一步就可能会出现神经损害加重，甚至不可逆性的肢体瘫痪了，到那个时候再来找我们，可能就为时已晚了！"

"那……，我现在已经来晚了吗？"钱先生不安地问道。

张医生严肃地说道："您现在的情况已经非常严重了，已经出现了上肢肌肉的瘫痪。应当尽快手术！像您这样已经出现肌肉瘫痪的患者，预后是比较差的，有一部分患者，即使得到了及时积极的手术治疗，肌肉的力量也可能难以得到满意的恢复！"

钱先生在张医生的安排下，尽快住进了医院，接受了颈椎前路手术。手术结束后钱先生苏醒过来，就觉得颈项疼痛和左上肢的放射性疼痛症状已经消失，左上臂的麻木症状也明显改善，左胳膊的力量也有一定程度的恢复。

手术后两天，钱先生就出院了，出院的时候钱先生左上臂的麻木症状也基本消失了，但左胳膊的力量还是不如发病之前。张医生把钱先生转到了康复科，在这里，钱先生经过了积极康复，再加上自己艰苦的锻炼，术后 2 个月，左上臂的力量终于恢复到发病前的状态了！

四、颈椎病还可以采用中医中药治疗

宋教授问道，"张医生，我们得了颈椎病可以看中医吗？"

"当然可以了，"张医生答道，"中医药对于一部分颈椎病的保守治疗，还是有不错的效果的。

"其实，中医学对于颈椎病早就有了系统的理论认识，在中医理论中颈椎病属痹症范畴。"

"《黄帝内经》是我国现存最早的医学典籍，大约在两千年前就已经成书了。在这部书中就已经有了关于痹症的记述：'风、寒、湿三气杂至，合而为痹也。其风气盛者为行痹、寒气盛者为痛痹、湿气盛者为著痹也。'《内经·素问·痹论》篇按照症状、部位，又将痹症分为筋痹、骨痹、脉痹、肌痹和皮痹，其中也包括颈椎病。"

"根据中医脏腑理论和经络学说，认为颈椎病和督脉、肾和肝的关系最为密切。督脉循行于腰背正中，脊柱的内部，上至头面，具有调节全身诸阳经气的作用；肾主骨，肝主筋，筋骨相连，当督脉的气血循环障碍，不断地加重就可能导致脊柱疾病的发生，而出现颈腰背部疼痛。当肝肾不足时，筋骨将失去濡养，而出现结构上的改变，例如骨质增生以及软组织的损伤；经常低头工作、枕头过高、外力所伤等原因，都可以导致局部损伤、瘀血内滞，从而发生颈椎病。"

"中医认为颈椎病属于痹症范畴，痹症是经络气血凝滞，气血经络循环受阻导致疼痛，通则不痛，痛则不通；中医认为颈腰背痛也与肾虚和血虚有关，这里所说的肾虚，和西医的内分泌、生殖、泌尿及神经系统等多种功能的失调大致相当。"

"啊，佩服！佩服！张医生，对于这么高深莫测的中医、还有晦涩难懂的古文，您也是如此精通啊，真是佩服得五体投地啊！"宋教授投来钦佩的目光。

"宋教授，您还真的对我过奖了。虽然我是西医医生，但是在我们的临床实践中也是需要使用一些中成药的。当年我们在医学院念大学的时候，按照课程设置我们要学中医课，也要去中医科实习的。中医里面最重要的科室大概就是骨伤科了，颈椎病的治疗中也需要用到一些中成药，所以，我也就学习了这些中医知识，我也就只是知道这些了，再多的我也不懂啦。"张医生不好意思起来。

"嗯，我知道，一般的西医医生都会懂一些中医；一般的中医医生也都会一些西医的。中西医需要相互结合，这样才能更好地为我们患者治病吧。"宋教授说道。

张医生继续说道："中医讲究辨证论治，根据颈椎病的发病特点，治疗方面多用散风祛湿、活血化瘀、和营通阳等方法，从而起到促进气血循环、疏通经络、强壮筋骨、消炎镇痛的作用，以缓解颈椎病的症状，使颈椎病得到痊愈。"

"大约在 20 世纪 60 年代，北医三院骨科当时的主任杨克勤教授，嗯，他也是我国当时非常著名的骨科专家，是我国脊柱外科的奠基人之一。他和我院骨科的其他老前辈，还有一些中医大夫，一起成功地研制了两种中成药，当时分别取名为'颈椎二号'和'颈椎三号'。经多年临床实践证明，'颈椎二号'对于神经根型颈椎病，'颈椎三号'对于交感型颈椎病效果良好。现在'颈椎二号'改名为'根痛平'，获国家三类新药证书，并且获得中药保护品种证书，目前市场上有多家药厂生产'根痛平'。'颈椎三号'目前改名为'颈痛平'，现在还是属于北医三院中药房自制的，只能在院内使用。"

宋教授说，"看来你们医院在药品的开发方面也做出过不少的贡献呀！"

"是的，不过这是前辈们做出的贡献，"张医生答道，"除了我们医院自己开发的这两款中成药，实际上市场上有不少厂家生产的中成药，对于神经根型和交感型颈椎病的症状，以及颈项疼痛的症状缓解都有一定的作用。但目前临床实践认为，中医药治疗对改善脊髓型颈椎病的四肢麻木无力症状基本是没有效果的。

"一般来说，与西药相比，中成药的疗效相对要和缓一些，起效也要慢一些。因此，一般不建议单独使用中成药治疗颈椎病。在颈椎病的保守治疗中，中成药一般也只是起到辅助作用，而不是主要作用。首先还是应当使用非甾体消炎止痛药、肌松药、神经营养药等。另外，临床实践证明，一些治疗颈椎病的中成药，服用后都可能会引起胃痛、腹胀、反酸、嗳气等胃肠道刺激症状，这和非甾体类消炎止痛药的不良反应是类似的。实际上，对于中成药的不良反应现在搞得还不是很清楚。目前认为，对于活动性胃、十二指肠溃疡患者或者有胃痛的患者，使用中成药治疗颈椎病的时候还是应当非常慎重的。"

"中药里有不少的外用药，比方说各种抹的、擦的、贴的药膏等，对于颈椎病以及急慢性颈项筋膜炎所导致的颈项肩背部疼痛，还是有很好的效果，我们临床上常常与口服药联合使用。"

"另外，针灸也属于中医的范畴，针灸治疗对于某些颈椎病也可以有一定的效果的。"

五、颈椎病的保守治疗应当采用综合疗法

"张医生，您给我介绍了这么多的保守治疗的方法。嗯，有卧床休息，有颈围领固定，有口服的非甾体类消炎镇痛药、肌肉松弛药、神经营养药，还有外用药，还可以口服中成药，还可以做牵引、理疗、针灸，这么多的方法，我到底选择哪一种方法更好呢？"宋教授不解地问道。

"您问得太对了！"张医生回答道："对于颈椎病的保守治疗，由于每一种方法都有它的优缺点，应当综合采用多种的治疗方法，而不应该希望单纯采用一种方法获得好的效果。"

"单纯采用一种方法也可以有一定的治疗效果，但不如综合治疗效果来得快，好得彻底。"

"综合治疗可以将各种不同的治疗方法取长补短，短时间内可以迅速获得好的疗效；综合治疗可以缩短疗程，减少各种不同治疗方法的不良反应，特别是可以减少非甾体类消炎止痛药总的使用量，可以减少各种潜在的不良反

应。综合治疗可以起到事半功倍之效。虽然短时间内一下子使用多种治疗方法看起来费用高了不少，但是缩短了疗程，节省了时间，咱们拿钱买时间还是很划算的吧！"

"是的是的，时间就是金钱，效率就是生命嘛！"宋教授附和说道。

张医生继续解释道，"在各种治疗方法的选择上，医生根据患者诊断不同，病情轻重不同，症状不同，可以有所侧重。"

"前面讲了，应该说所有疾病的治疗中，生活方式的改变都应该是第一位的措施。"

"具体到颈椎病的保守治疗上，症状比较轻的患者可以适当地减少工作，减少劳累，注意劳逸结合就可以了，而不一定非要请假在家休息。当然还需要避免受伤和受凉。"

"症状比较重的患者，可能就需要请假在家休息，甚至卧床休息啦。

"戴颈围领对患者是有帮助的，也是让颈椎休息的措施，可以起到接近卧床的效果。"

"患者可以同时在家里做一些简单的理疗和牵引，自己处理相对比较简单，也不用总往医院跑，时间成本和费用成本都相对比较低。"

"然后根据患者的症状，选用相应的药物治疗。"

"对于神经根型颈椎病、颈项肌肉筋膜炎，以及伴有颈项部疼痛的交感型颈椎病患者，需要口服非甾体类消炎止痛药，疼痛严重的可以加用二阶梯的弱阿片类止痛药；同时应该加用肌肉松弛药；还可以加用贴的、抹的或者擦的药膏，以缓解疼痛症状；如果疼痛伴有一定程度的睡眠障碍，还可以加用一些镇静药。"

"对于神经根型颈椎病以及交感型颈椎病来说，由于存在神经功能障碍，因此，应当加用神经营养药物；对于症状比较严重的神经根型颈椎病来说，可以采用肌内注射的神经营养药物。对于您这样的神经根型颈椎病患者来说，目前症状不是特别严重，因此采用口服的神经营养药物应该就可以了。"

"那太好了！"听到张医生说自己症状不是很严重，宋教授高兴起来。

张医生继续说道："还可以加用一些口服的活血化瘀的中成药。"

"如果想进一步迅速提高疗效，还可以去康复理疗科进行颈椎的牵引、理疗和针灸治疗，但是到康复理疗科去做理疗，需要天天往医院跑，所花的时间成本不低呀，这一点需要患者自己权衡。"

六、既有颈椎病，又有糖尿病，保守治疗有点尴尬

50 岁的老赵患有糖尿病多年，平时在内分泌科医生的指导下，通过饮食控制，加强运动和体育锻炼，每天坚持跑步，同时使用口服降糖药物，血糖控制得还算稳定。

一个月前，老赵在受凉劳累后，逐渐出现了颈项疼痛以及向左上肢呈放射性的疼痛麻木症状。

老赵来到骨科张医生的门诊，张医生经过详细的询问和检查，让老赵做了颈椎 X-线平片和核磁共振检查后，告诉老赵得了神经根型颈椎病。张医生告诉老赵，有糖尿病的患者，其颈椎病的保守治疗效果相对较差，而且在颈椎病的保守治疗期间，糖尿病的控制也比较差，血糖容易升高。因此，糖尿病患者得了神经根型颈椎病，应当更加积极地采用手术治疗。

但是老赵害怕手术，还是希望采用保守治疗的方法。

没办法，尊重患者的意见吧，张医生只好让老赵保守治疗。

按照颈椎病的保守治疗原则，张医生嘱咐老赵要适当休息，减少劳累。然后给老赵开了假条，让老赵回家休息；张医生给老赵开了口服的非甾体类消炎止痛药、肌肉松弛药和神经营养药，还开了一些口服的活血化瘀的中药，还有一些外用药，并建议老赵去康复理疗科进行理疗。

老赵认认真真地执行张医生的医嘱，给单位领导交了假条就回家休息了。老赵知道休息很重要，索性自己在家里多躺躺，也没敢去锻炼身体了，然后吃了张医生开的各种药物，发现自己的颈项疼痛还有左上肢的放射性疼痛麻木症状的确比前些天好一些了。老赵有了信心，那就继续坚持卧床，坚持保守治疗。

但是，问题来了，老赵发现得了颈椎病的这些日子，自己的血糖一下子升高了，于是他增加了降糖药的用量，控制也不大理想。老赵知道，由于这

段时间自己积极治疗颈椎病，在家卧床休息多，也没有像以前那样进行体育锻炼了，日常的活动也少了许多，导致糖尿病控制不好。

考虑到自己的颈椎病经过一些日子的保守治疗后，症状有所缓解，而血糖控制得不大好，老赵又赶紧爬起来像以前那样加强活动,同时进行体育锻炼，又开始每天跑步了，当然，老赵也增加了降糖药的用量……。

大概一个星期后，老赵的血糖指标逐渐趋于稳定，但他发现自己的脖子疼和左上肢的放射性疼痛麻木症状又越来越重了，几乎和刚得病的时候差不多了！

怎么办？那再停止运动，加强休息吧！

可老赵的血糖指标又升高了！

如此反反复复两三个月的时间，老赵的颈椎病症状没有得到很好的缓解，而且，血糖也是忽高忽低，没有得到很好的控制；而且反复几次下来，体重也悄悄地增加了好几斤……

不得已，老赵还是找到了张医生。

张医生："颈椎病的保守治疗和糖尿病的治疗原则是相反的。颈椎病的保守治疗是要求患者多休息，甚至最好是卧床休息。如果经过充分的休息，颈椎局部的无菌性炎症反应是可以有一些减轻的，因此，颈椎病的症状是可以得到一定程度的缓解的;反之，如果颈部继续过度活动、过度劳损，坚持工作，特别是像您这样还坚持运动，天天跑步，硕大的脑袋在咱们纤细的颈椎上边颠来颠去，对颈椎的压迫和负担肯定很大;颈部肌肉、韧带无法得到休养生息，颈椎局部组织的无菌性炎症反应会继续加重，组织不断地渗出、机化、粘连，肌肉的弹性会越来越差，椎间盘受到劳损性刺激，从而形成恶性循环。"

"而糖尿病的治疗是要求患者多运动，这和颈椎病的治疗原则是矛盾的。"

"因此糖尿病患者如果得了颈椎病，采用保守治疗是比较尴尬的。另外，得了神经根型颈椎病的患者，由于颈项疼痛以及上肢神经放射性疼痛症状的刺激，导致机体产生应激反应，糖皮质激素的分泌比平时大大增加，容易导致血糖增高以及控制困难。"

"不瞒您说，来您这儿之前，我上网查了查，网上都说糖尿病的病人手术风险比较高，手术后伤口比较容易感染，伤口还不好愈合。本身我就害怕手术，糖尿病病人做手术的问题又这么多，而且我周围的人听说我有糖尿病，都不建议我手术。所以，我是能不做手术就不做手术啊！"老赵疑惑地说道。

"的确，如您所说糖尿病的患者做手术的时候，术前准备和术后处理都比一般的病人麻烦许多，您说的那些并发症的发生率也要高一些。"张医生说道，"但是不是说糖尿病的病人就不能做手术，在现有的医疗技术条件下，需要手术的时候，做好严密完善的术前准备和术后处理工作，严格控制好血糖，绝大多数糖尿病患者的这些并发症还是能够得到很满意的控制的，能够得到和普通的病人一样的手术效果的。"

"原来是这么回事！"老赵不好意思地说道："我记得您当时早就建议我做手术，但是我害怕手术，还是希望能够保守治疗。现在好几个月下来，不仅保守治疗没有效果，还把我的血糖也搞得这么高了。"

"是啊！"张医生说："应该说糖尿病是一辈子的病，而颈椎病只是一阵子的病。也就是说糖尿病是无法治愈的，是需要终身使用降糖药控制血糖的；而颈椎病经过积极的治疗是可以迅速治愈的，大多数情况下不会对患者造成长时间的不良影响；还有啊，由于颈椎病的保守治疗时间长，容易复发，因此对于糖尿病患者合并颈椎病的情况，应当更加积极地治疗，甚至尽快手术治疗。治好了颈椎病以后，再积极努力地去对付那相伴终身的糖尿病，别把那种一阵子的颈椎病拖成了一辈子的病了。否则长期的保守治疗，也难以获得很好的休息，不仅颈椎病没有治好，糖尿病也没有获得良好的控制，顾此失彼。"

"嗯，您说得太对了！颈椎病的保守治疗需要卧床休息，限制活动，对于那些有减肥要求的人来说，长期保守治疗可能也不大适合吧！"老赵点头称是。

后来在张医生的建议下，老赵接受了手术治疗。手术当天，老赵在手术室从麻醉中一苏醒过来，感到颈项疼痛以及左上肢的疼痛症状就消除了，麻木也明显减轻了。手术后当天几个小时后老赵就下地活动了，次日就出院了；一个星期后，老赵逐渐增加了活动量；大约两个月后，老赵逐渐开始了体育运动；再以后，老赵像以前那样恢复了正常的工作，正常的体育锻炼，血糖控制平稳，颈椎病的症状也没有复发。

七、应当加强颈项部的肌肉锻炼

经过一段时间的保守治疗，宋教授的症状明显缓解。今天，宋教授来骨科门诊找张医生复查。

"张医生，谢谢您，我的情况好多啦！"宋教授高兴地说道，"其实，我觉得卧床休息和戴颈围领挺重要的，我来看病之前，在家躺了一两天就好了许多，后来戴颈围领也觉得很不错啊！"

张医生："对于颈椎病患者，卧床休息和戴颈围领是非常重要的。但长期卧床或者戴颈围领削弱了颈部肌肉的活动和锻炼机会，长此以往可以引起颈部肌肉的萎缩、关节僵硬。"

"对于保守治疗的颈椎病患者来说，不宜长期卧床，也不宜长期戴颈围领。症状严重时不妨短期卧床或短期戴颈围领，症状明显缓解后，应当适当起床活动或及时减少戴颈围领的时间；另外，应当采用综合保守治疗的方法。尽量在短时间内迅速采用多种保守治疗的措施，这样有助于缩短疗程，可以尽快缓解症状，减少卧床和戴颈围领的时间。"

"平常如果没有什么不舒服的话，则不应该经常戴颈围领，应让颈部肌肉有适当的锻炼机会。"

"在症状缓解后应当适当起床活动，或者及时减少戴颈围领的时间；同时，应当及时地逐渐增加颈项肌的锻炼，以防止颈部肌肉的萎缩和关节僵硬。"

"前些天我跟您讲过，保守治疗的优点是操作起来相对比较简单，患者比较容易接受；但缺点是易于复发。"

"在导致颈椎病复发的因素中，受伤、受凉、劳累、劳损是主要原因，但颈部肌肉的萎缩、颈椎的不稳定，也是导致颈椎病症状复发的重要原因，所以加强颈项部的肌肉锻炼，增强颈椎的稳定性，有助于防止疾病痊愈后症状的复发。"

"哦，看来颈部的肌肉对于维持颈椎的稳定性，还真的很重要啊。"宋教授说道。

张医生继续解释道："颈椎的稳定结构由关节、椎间盘、韧带，还有颈项部的肌肉构成，这些结构维持颈椎的稳定性，限制颈椎的过度活动，是颈椎得以完成各种生理活动所必需的稳定结构。由于颈部肌肉劳损、椎间盘退变以及椎间隙狭窄，可以出现韧带的松弛，从而使颈椎的稳定性下降，这样将加重颈椎的慢性积累性损伤，加速颈椎的退变。"

"因此，维持和重建颈椎的稳定性是延缓颈椎退变、减少慢性积累性损伤的重要措施，也是缓解和消除颈椎病临床症状的有效方法，这也成为颈项部肌肉锻炼以及颈椎植骨融合手术治疗颈椎病的理论基础。"

"在颈后部的肌肉，也就是脖子后面的肌肉，诺，就在这里，"张医生指着自己的脖子后面说道，"它们被称为项部肌群，又叫作项背肌、项肌、颈项肌等，这是维持颈椎稳定性最重要的肌肉群。平时加强项背部肌肉的锻炼，有助于维持颈椎的稳定性，从而延缓颈椎劳损退变的进程，减少骨刺对颈部的脊髓、神经根、交感神经和椎动脉的刺激。

"这是预防颈椎病的有效方法之一，简便易行、成本低廉，患者每天都可以自己完成，基本没有其他各种治疗方法的不良反应。"

"哦,那应该怎样锻炼颈项部的肌肉呢？"宋教授饶有兴致地继续追问道。

"颈项肌肉锻炼最简单也是最主要的方法就是头手对抗，也就是大家俗称的脖子后边的肌肉'绷劲儿'，就是这个样子，您看，"张医生把两只手交叉放在自己的脑袋后面，做起了示范，"头和脖子使劲向后仰，双手向前使劲儿,相互对抗'绷劲儿',但是头颈本身不动,头和双手相互对抗。锻炼的时候，颈项部的肌肉持续紧张 3 ～ 5 秒,放松休息 3 ～ 5 秒为 1 个周期,也就是 1 次。这样，每天锻炼 50 ～ 200 次，分 3 ～ 5 组完成就可以了。"

"有些老年人，或者有肩周炎的患者，两个手没法交叉放到脑袋后面，也可以由家人来帮助做这个头手对抗训练，或者自己完成，方法是背靠墙坐着，用头枕部向后顶墙，头和身体并不动，只是肌肉紧张收缩训练。"

张医生站在宋教授的身后，拿手顶住宋教授的后枕部，"来，顶住我的手，使劲儿，向后使劲儿。坚持 5 秒，1——2——3——4——5。然后放松，休息 5 秒，1——2——3——4——5，然后再来进入下一个循环。感受到了吗？明白这个道理了吗？"

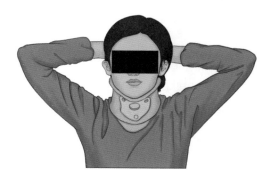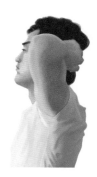

图 6-3　颈项部肌肉锻炼的头手对抗训练

宋教授答道："明白了，懂了，我会啦。"

张医生："还可以进行五点支撑的锻炼。"

张医生来到了旁边的诊察床边，拿掉枕头，仰面躺在床上，做起了示范，"您看，就这个样子。"

"首先要拿掉枕头，仰卧在床上，去掉枕头，两个膝盖弯曲，头枕部、两个肘部还有两个脚后跟，这五个点一起使劲儿，撑在床上，抬起整个肩背部和屁股，持续 3～5 秒，然后肌肉放松，放下肩背部休息 3～5 秒为 1 个周期，这个动作叫作五点支撑。可以达到锻炼项背部肌肉的目的，同时还能有效地锻炼腰背部的肌肉，对慢性腰腿痛的患者也有益处。每天可以锻炼100～200 次，分 3～5 组完成就可以了。"

张医生又翻身趴在床上，继续说道，"还可以做'小燕飞'，就这样，俯卧在床上，用力挺胸抬头，使头颈胸离开床面，持续 3～5 秒，然后肌肉放松，放下头颈胸部休息 3～5 秒为 1 个周期，每天锻炼 50～100 次，分 3～5 组完成。这种锻炼方法比刚才说的两种方法费力一些，某些肥胖的患者难以完成。患者可以根据自己的实际情况，选择适合自己的方法进行锻炼。"

"您看，就这样子，这我这个样子，像不像小燕子在飞呀！所以这个动作就叫小燕飞。"

"您刚才说要每天锻炼 100～200 次，那我到底锻炼多少次合适啊？"宋教授不解地问道。

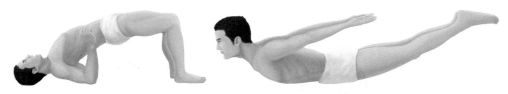

图 6-4　五点支撑和小燕飞

　　张医生从检查床上下来，继续说道："其实对于刚才我说的颈项肌肉的头手对抗训练、五点支撑和小燕飞训练，锻炼的次数和强度没有一定之规，也不是一定要做多少次，应该循序渐进，逐渐增加锻炼量，而且应该以锻炼后颈部舒适没有酸痛为度。"

　　"还要注意，如果还有颈椎病的症状，有颈部酸痛、发僵、不适等情况不要练习；如果这个时候锻炼，有些患者可能会加重症状。一般说来，应该等到颈椎病的症状明显缓解或者症状完全消失以后再锻炼。锻炼的目的并不是为了这次治疗或者症状的缓解，而是为了防止以后症状的复发。"

　　"如果锻炼后感到颈部酸痛、不适、发僵，这就说明是锻炼过度了，就应当适当地减少锻炼的强度和频度，或者停止锻炼，以免加重症状。这样可以增强颈椎的稳定性，达到预防和减缓颈椎退变的目的。"

第 7 章

DELE SHENJINGGENXING
JINGZHUIBING ZENMEBAN

得了神经根型颈椎病怎么办

一、神经根型颈椎病是怎么回事儿

"那……，"由于是自己得了病，宋教授对自己的病情十分关切，"您给我的诊断是神经根型颈椎病，这个神经根型颈椎病是怎么回事儿呢？"

"神经根型颈椎病在各种类型的颈椎病中是最常见的类型了，"张医生指着墙上的挂图继续解释道，"来，咱们继续看这个挂图。每一个颈椎节段各有一对神经根从脊髓分出来，然后从椎间孔出来，然后像树杈一样分枝到颈肩背部和上肢。"

"是的，您昨天给我讲过有关颈神经根的解剖知识了，"宋教授念念有词地背诵起张医生昨天讲解的内容，"昨天您说过，颈5到颈8神经根支配上肢的皮肤感觉和肌肉运动。"

"是的，您说得非常正确！"张医生很会夸奖人，"颈椎退变以后，椎间盘向侧后方突出，椎体后缘的骨刺也可以向侧后方生长，从而刺激或者压迫相应的颈神经根，可以导致相应神经根支配区域的感觉和运动的相应功能障碍。具体来说，就是出现向颈项肩背部还有胳膊的放射性疼痛麻木，还有肌肉无力的症状表现。"

"神经根型颈椎病典型的临床症状表现就是，颈项部、脖子后面或肩背部一阵一阵或持续不断的隐痛、剧痛、刺痛或僵硬，同时这种疼痛可以像放电一样向一侧肩背部、上臂、前臂放射传导，可以放射传导到手指，可以伴有针刺样或过电样串麻的感觉。当颈部活动或咳嗽、打喷嚏或用力稍大时疼痛及串麻感可以加重；患者可以有颈部的僵硬和活动受限，多数患者仰头受限，或者头不能向某一个方向转动，否则上述症状可以加重；同时也可以有上肢肌肉萎缩、发沉、酸痛无力、握力减退、持物坠落等现象；在夜间，颈肩部及上肢可能痛得更厉害，甚至翻来覆去睡不着。"

"另外，患者卧床休息后症状可以有所减轻，受凉、劳累或休息不好后症状可以加重；而且，患者可以有上午症状轻、下午或晚上症状加重，早晨起床后或午睡后症状可以减轻等特点。"

"我的情况怎么和您说得一模一样呢？"宋教授苦笑道，"难道我是按照你们书上所写的来得的病吗？"

"我这段时间就是忙着看稿子，在连续加班了一两个星期以后，感到脖子疼痛，越来越重，而且从右边肩膀向右上臂外侧、右前臂的麻木疼痛，而且像放电一样串到了我的大拇指和食指，一阵一阵的麻痛。"

"所以说您是非常典型的神经根型颈椎病啊！我们这本关于颈椎病的科普书也准备拿您这个病例向大家进行讲解，生动的病例能够更加引起读者的兴趣和共鸣。可以吗？"张医生不无幽默地回答道。

"当然可以啦！您可以把我写到您的书里面去啊！"

"那太好了！现在咱们继续以您这个比较典型的神经根型颈椎病的病例作为范例和样本，向大家介绍这个疾病。"张医生兴奋地说道，"由于神经根型颈椎病是颈椎病中最常见的类型，占所有颈椎病的 60%～ 70%，所以我们这本书里，先把神经根型颈椎病放在最前边介绍。"

"一开始我们讲了，颈椎病是属于老年退化性疾病，所以神经根型颈椎病也是中老年人多见，但目前看来，青壮年当中也有不少人发病。不少患者以往有头颈部外伤史或反复'落枕'的历史，外伤可以诱发神经根型颈椎病的急性发作；随着发作次数的增多，症状也可以逐渐加重。颈部活动度大，长期低头工作，睡觉喜欢用高枕头者发病率似乎要高一些。神经根型颈椎病得病时间长短不一，大部分呈慢性起病，拖延时间长，反复发作，间隔时间不等；也有一部分患者是急性发作的，外伤、劳累、风寒、枕头或睡觉姿势不当常常成为神经根型颈椎病急性发作的诱发因素，也可能促使原先的病情进一步加重。"

"我的情况跟您所说的还真的是一样一样的，"宋教授接过话头说道，"您看，我在编辑部工作，还长期低头工作，前段时间为了赶一个稿子，连续加班了一两个星期，这算是劳累了吧！在办公室上班的时候空调的凉风呼呼的对着我的脖子吹，这是不是也是属于受凉啊？这些都是我颈椎病发作的诱因吧？"

"是的，所以您是神经根型颈椎病的典型病例。"张医生继续解释说道，"您这个年纪，您这个工作，都属于颈椎病的高发人群。您这段时间的加班劳累，脖子的受凉，是属于颈椎病急性发病的诱发因素。

"在神经根型颈椎病中，不少患者虽然有颈项肩背和上肢的放射性疼痛症状，疼痛剧烈，患者很痛苦，但是神经根受到的刺激或者压迫的程度应该不是很重；如果患者出现上肢的麻木症状，表明神经受损的程度要更重一些；最严重的情况是上肢的肌肉无力以及肌肉的萎缩，出现这种情况，就说明神经损害已经非常严重了！因此在神经根型颈椎病进行保守或手术治疗的时候，疼痛的症状往往最先缓解，麻木的症状缓解得要慢一些，而肌肉的萎缩和无力症状是最难恢复的，有些患者即便接受了很好的手术减压，手术后很长时间，也很难恢复的。"

"不同节段的椎间盘向一侧突出或者骨刺增生，可以刺激和压迫不同节段的神经根，从而可以导致不同的神经根受损的表现。某些患者也可以没有颈项部的疼痛僵硬症状，而直接出现沿受损的神经根走行的放射性疼痛麻木的症状。"

"前面讲过，神经根型颈椎病主要是颈 4 到颈 5、颈 5 到颈 6、颈 6 到颈 7 几个节段之间的椎间盘向侧后方突出或骨刺压迫相应的颈 5、颈 6、颈 7 神经根，颈 7 与胸 1 之间的椎间盘突出或骨刺压迫颈 8 神经根要少见一些。"

"颈 4 到颈 5 之间的椎间盘向侧后方突出或骨刺，可以刺激或压迫颈 5 神经根。患者常常感到颈项部的疼痛麻木，经肩上部，肩外侧、放射到上臂上部的外侧，疼痛麻木很少会放射到前臂。医生检查时，可以发现肩部及上臂外侧可以有痛觉过敏或痛觉减退的区域，三角肌的肌肉力量可以有减退，患者自己主动的上臂外展、向上抬举的力量减弱，甚至上臂根本抬不起来，严重者可以发现肩部的三角肌肌肉萎缩，肩部失去正常丰满的外形而塌陷。"

"颈 5 到颈 6 之间的椎间盘向侧后方突出或骨刺，可以刺激或压迫颈 6 神经根。患者除颈项部、肩背部疼痛、麻木外，还可以放射到上臂的前外侧、前臂的拇指侧，以及拇指和示指。医生检查时，可以发现上臂外侧、前臂的拇指侧，以及拇指和示指痛觉过敏或减退；医生用检查用的叩诊锤敲击肱二头肌腱反射的时候，可以发现这个反射的减退；严重者可以发现肱二头肌的力量减弱，也就是屈肘的力量减弱，同时可以有肱二头肌的肌肉萎缩，也就是上臂前边的肌肉萎缩。"

"刚才您说，我就是颈 5 到颈 6 的间盘突出吧？"宋教授不失时机地插话，还是很关心自己的病情，"我的症状还是和您说的基本上一样，很典型的！对了，我的肱二头肌没有萎缩吧？"

"是的，您是颈 5 到颈 6 的间盘向右侧突出导致的神经根型颈椎病，虽然您的表现很典型，但幸运的是，您的病情还不是很严重，您的疼痛也不是非常严重。关键是，您没有出现肌肉萎缩无力的严重情况。估计经过积极的治疗，效果应该是不错的。"

"另外，颈 6 到颈 7 椎间盘向侧后方突出或骨刺，可以刺激或压迫颈 7 神经根，患者感到颈项的疼痛沿颈肩部、上臂后外侧放射到前臂背侧、示指、中指和无名指。医生检查时，可以发现患者示指、中指及无名指痛觉过敏或减退，医生用检查用的叩诊锤敲击肱三头肌腱反射的时候，可以发现这个反射的减退；严重者可以发现伸肘力量减弱，也就是肱三头肌的力量减弱，同时可以有肱三头肌的肌肉萎缩，也就是上臂后边的肌肉萎缩。"

椎间盘向右后方突出或骨赘压
迫右侧神经根

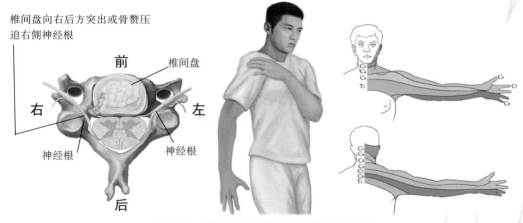

图 7-1　神经根型颈椎病发病机制示意图

"第 7 颈椎与第 1 胸椎之间的椎间盘向侧后方突出或骨刺，可以刺激或压迫颈 8 神经根，这种情况比较少见。患者可以有颈项部的疼痛僵硬，疼痛麻木可以顺着肩后部、肩胛骨内下缘，并常常沿着上臂内侧和前臂的小指侧放射到无名指和小指，手的精细活动可能受到影响，有些患者的疼痛还可以放射到胸壁侧面。医生检查时，可以发现患者小指和无名指的痛觉过敏或减退，严重者可以见手部肌肉萎缩明显，特别是手的虎口背侧的肌肉萎缩明显。"

"神经根型颈椎病，不同的症状和体征与病变的节段有关，因而具有定

127

位意义。也就是说，医生通过对患者症状的详细询问以及仔细的临床体格检查，如感觉、腱反射和肌力的改变，再结合适当的影像学检查，可以发现颈神经根受刺激和压迫的节段，从而确定颈椎病变的部位。如果患者保守治疗无效需要手术治疗的话，可以为手术部位和范围的确定提供依据。因此，医生要仔细询问患者的病史，询问颈项部疼痛以及疼痛麻木向上肢放射的具体部位；患者要详细描述自己的症状情况。医生详细的临床体格检查，例如感觉、腱反射和肌力的改变，对于颈椎病的诊断是非常重要的，不能忽视。这一点，患者应当深刻理解，积极配合。"

"当然当然，"宋教授附和道，"患者积极和医生配合非常重要，您看我配合得还可以吧？"

"是的是的，我们很喜欢您这样配合良好的患者，医生和患者是同一个战壕的战友，共同对付疾病嘛！"张医生又赞许地伸出了大拇指，继续说道，"我们骨科医生除了详细询问病史，仔细查体，还要仔细分析颈椎 X 线片上颈椎退变性改变的表现，还有核磁共振所见到的颈椎间盘突出或骨刺的部位和节段。这些情况应该能够相互对应，并且能够相互解释。仅有 X 线、核磁共振、CT 等发现的颈椎退变、椎间盘突出甚至脊髓神经根受压的单纯影像改变，而没有相应的症状和体检结果是不能诊断为颈椎病的。"

二、神经根型颈椎病需要和肩周炎相鉴别

"在临床上，某些疾病的表现非常类似，需要把他们鉴别开来，我们把这称作鉴别诊断。否则，诊断错误，治疗上就有可能南辕北辙，特别是需要做手术的患者，开错了刀，后果就会很严重的，"张医生严肃地说道，"也有某些疾病和神经根型颈椎病很像，需要鉴别诊断。"

"比如说肩周炎就容易和神经根型颈椎病搞混，肩周炎我们常常通俗的叫作五十肩或者冻结肩。"

"五十肩？冻结肩？"宋教授接过话头，"那是五十岁的人容易得的病吗？

那就是肩膀被冻住了吗？动不了吗？"

"是的,这个名词很形象,您理解得也很正确。"张医生微笑着继续解释到,"肩周炎的确是五十岁左右的中老年人容易得的毛病,这和颈椎病的发病年龄也大致重叠吧！肩周炎女性发病率略高于男性,多见于体力劳动者,与肩部的退变和反复积累性的损伤和劳损有关,这和颈椎病属于退变性疾病的机制大概有类似的地方吧？肩周炎表现为肩部的疼痛,肩膀活动时候可以诱发剧烈疼痛；肩部的外展上举和后伸受限,患者胳膊不能向后背,用手戴帽子和梳头很困难。部分患者还可以有三角肌的萎缩,这和神经根型颈椎病的颈 4 到颈 5 间盘突出或者骨赘所导致的颈 5 神经根受到压迫的表现很类似,如果核磁共振检查时没有发现相应的颈椎退变、椎间盘突出骨刺增生的情况,那么是比较容易和神经根型颈椎病鉴别开来的；但前边咱们提到过,很多中老年人都有不同程度的颈椎退变增生,甚至椎间盘突出。这个时候他们进行核磁共振检查的时候,很有可能会发现颈椎退变增生,甚至椎间盘突出、骨刺形成,甚至脊髓神经受压的表现,这就容易和神经根型颈椎病搞混了。"

"那这怎么办呢？这不就鉴别不开了吗？那不就容易搞错了吗？"宋教授着急地追问道,"您看我今年 46 岁,不也快 50 了吗？也容易得肩周炎吧？我这个不会是肩周炎吧？！"

"不要着急,"张医生笑着轻轻拍了拍宋教授的肩膀,"您这个不是肩周炎。肩周炎患者没有上肢的放射性疼痛麻木症状,医生在检查患者的时候,可以发现患者肩部被动的外展上举和后伸活动受限,肩部周围还有相应的压痛,这些都是肩周炎的特征性表现,可以和神经根型颈椎病鉴别开来。您看您都没有这些表现,您肩膀局部也不痛,活动的时候也不痛吧？也没有局部的压痛,肩部的活动也是正常的。所以您不是肩周炎,不必担心啊！"

"是啊！"宋教授自言自语道,又活动一下自己右边的肩膀,"没事儿,挺好,您看,我活动得挺好啊！"

"当然了,在少数情况下,还有一些患者既有肩周炎,又有神经根型颈椎病,那么,这两种疾病就都需要治疗了。"

三、神经根型颈椎病需要和腕管综合征相鉴别

"还有一种叫作腕管综合征的疾病，有时候也容易和神经根型颈椎病混淆。来，把您的手给我，"张医生说着，没等宋教授的同意，就拿起了宋教授的右手，翻过手腕，把宋教授的右手掌心向上，指着腕部说道，"您看，在咱们手腕部的正中间，有一根神经通过，叫作正中神经。"

"正中神经？好奇怪的名字，是不是像刚才您所说的，从手腕的正中通过，所以叫正中神经？"

"嗯，大概是这个原因吧！"张医生头也不抬，在宋教授的手上比比划划地继续说道，"正中神经通过的这个地方叫作腕管，由于手腕部腕管内的压力增高，导致从腕管中通过的正中神经受到卡压。从而导致这个正中神经所支配的肌肉运动和感觉功能障碍，就叫作腕管综合征。"

"这个腕管内的压力为什么会增高呢？"宋教授从张医生手中抽出了自己的右手，不解地问道。

"嗯……，腕管内的压力增高的原因嘛，可能和手指还有腕部过度重复性的活动，导致腕管内的无菌性炎症性水肿有关，比如长时间用鼠标或打字等有可能造成腕管综合征，腕管综合征一般女性多见。"

"我就天天敲键盘，滚鼠标啊！我不会是腕管综合征吧？"宋教授不由得叫了起来。

张医生一边安慰宋教授，一边继续在宋教授手上比划着，"先别着急，您不是腕管综合征！腕管综合征首先出现正中神经支配区域的功能障碍。您看看，正中神经支配的皮肤感觉区域是手掌拇指侧的一半，也就是这一块肉嘟嘟的地方，这个区域叫大鱼际，还有拇指、示指和中指的手掌面。腕管综合征可以出现这些区域的疼痛麻木症状，严重的情况还可以引起正中神经所支配的这一块大鱼际肌肉的萎缩——瘪下去了。"

"这些和颈5到颈6间盘突出或骨刺压迫刺激颈6神经根的神经根型颈椎病有类似的地方，但是腕管综合征只是由于正中神经在手腕部受到卡压以

后出现的症状，因此，只是有手的大鱼际和拇指、示指的掌侧麻木疼痛症状，不会有上臂、前臂的疼痛麻木等症状；医生检查时压迫手腕部可以出现手部上述区域的麻木疼痛加重的表现。"

说着，张医生用拇指使劲压着宋教授的手腕正中，小心地问道："您的拇指、示指还有大鱼际发麻吗？"

"没有！"宋教授毫不犹豫地说道。

"所以您不是腕管综合征，"张医生肯定地说道，"当然，腕管综合征容易发生在女性，您也不是这个疾病的好发人群。另外，腕管综合征患者，如果核磁共振检查时没有发现相应的颈椎退变、椎间盘突出骨刺增生的情况，是比较容易和神经根型颈椎病鉴别开来的；但有些中老年人进行核磁共振检查的时候也可能会有颈椎退变增生，甚至椎间盘突出、骨刺形成、脊髓神经受压的表现，这就容易和神经根型颈椎病搞混了；腕部的 B 超检查可以发现腕管内正中神经受到卡压的情况，这有助于和神经根型颈椎病的鉴别。当然了，也还有少数情况下，一些患者既有腕管综合征，又有神经根型颈椎病，那么，这两种疾病也都需要治疗了。"

四、神经根型颈椎病需要和肘管综合征相鉴别

"嗯，还有肘管综合征需要和神经根型颈椎病相鉴别。在咱们胳膊肘后边的内侧，这里，两块骨头之间，"张医生卷起了自己袖子，露出了胳膊肘，指着给宋教授看，"就在这里，您自己也摸摸自己，中间有一根条索样的东西，这就是尺神经。您自己用手轻轻敲一下，有什么感觉？"

"嗯，麻了，胳膊和手都麻了！"宋教授叫到，"这不就是磕麻筋儿嘛！"

"是的，"张医生继续说道，"咱们很多人都有这个磕了麻筋儿的经验，就是一不小心碰了一下这里的尺神经，导致尺神经所支配区域的前臂的小指和环指（无名指）一侧的皮肤麻木，还有整个的小指和无名指的麻木。肘管综合征就是由于肘关节的退变、骨刺、骨性关节炎导致了从这里通过的尺神经

受到刺激和卡压，而出现前臂和手的小指和无名指一侧的皮肤麻木，严重的话还可以出现手部的肌肉萎缩，特别是这里，手的虎口背侧的位置，也就是拇指、示指之间手背位置的肌肉萎缩。"

张医生指着宋教授的手，继续说道，"患者可以出现手抓捏无力、不灵活等表现，这和颈 7 到颈 8 间盘突出或骨刺压迫刺激颈 8 神经根的神经根型颈椎病有类似的地方，容易搞混。上肢的肌电图检查，还有局部的 B 超检查有助于和肘管综合征的鉴别诊断。"

"那我……"宋教授欲言又止。

"放心吧，您不是肘管综合征的，您没有前臂和手的小指和环指一侧皮肤麻木的这些表现。"张医生继续笑着安慰宋教授。

五、神经根型颈椎病需要和网球肘相鉴别

"和神经根型颈椎病比较容易混淆的还有一种叫网球肘的疾病。"张医生继续说道。

"网球肘？是打网球的人容易得的病吗？"宋教授不解地问道。

"的确，一开始，在国外是首先发现网球运动员容易得这个病，所以叫网球肘，但它的正规的学名叫肱骨外上髁炎。"张医生用手指头指自己胳膊肘的外侧，继续说道，"后来发现很多不会打网球的人也有这个毛病，特别是在我国，绝大多数的网球肘患者都不是打网球导致的，这个毛病是由于附着在肘关节外侧的前臂肌肉反复受到牵拉刺激所导致的局部无菌性炎症。患者只是感到肘关节外侧疼痛，疼痛有时可以向上或向下放射，患者感觉局部酸胀不适，不愿活动；手不能用力握东西，在用手提东西、拧毛巾、用钥匙开门、用手旋转门把手、司机开车抬手转方向盘或者挂挡这些动作的时候都有可能诱发疼痛，这和颈 5 到颈 6 间盘突出或骨刺压迫刺激颈 6 神经根的神经根型颈椎病有类似的地方；但网球肘患者在胳膊肘外侧的局部有明显的压痛点，这有助于我们医生进行鉴别；特别是如果颈椎的核磁共振片子上没有相应椎

间盘的退变、突出和骨刺的情况，那就更好鉴别了。"

"我这个不会是网球肘吧？"

"您当然不会是网球肘啦！"张医生摸着宋教授胳膊肘的外侧，肯定地说道，"您看，刚才我说的那些动作，您做起来的时候，胳膊肘的外侧都不疼吧，而且您的胳膊肘外侧的这个地方，我用手压起来，您也不疼啊！所以，您不会是网球肘，不用担心了！"

六、神经根型颈椎病需要和冠心病相鉴别

"还有一个更为严重的疾病，需要和神经根型颈椎病相鉴别，"张医生面色凝重起来，"神经根型颈椎病如果刺激了左侧的颈 7 或者颈 8 神经根，可以有左上臂后内侧放射到前臂的小指侧的疼痛，部分患者可以同时合并有左侧胸痛，在这种情况下应当与冠心病的心绞痛相鉴别。"

"心绞痛您应该听说过吧！它是冠状动脉粥样硬化性心脏病的急性发作。由于心脏的冠状动脉狭窄，导致供血不足，心肌急剧的暂时缺血与缺氧所引起的、以发作性胸痛为主要表现的临床综合征。冠心病多见于男性，多数 40 岁以上发病。心绞痛发作的特点为前胸阵发性、压榨性疼痛，疼痛主要位于胸骨后部，可放射至心前区与左上肢，常常伴有胸闷气短的感觉。劳累、情绪激动、饱食、受凉、阴雨天气等常常成为心绞痛发作的诱发因素。每次发作持续 3 ~ 5 分钟，可数日一次，也可一日数次，休息或服用硝酸甘油等可以立即缓解疼痛；而且心电图会有相应心肌缺血的表现。"

"由于心绞痛也是中老年人多见，部分患者进行颈椎核磁共振检查的时候，也可能会发现颈椎的退变、间盘突出、骨刺等表现，给鉴别诊断带来一定困难。如果有疑问，或者有类似表现的患者，应该及时进行心电图检查，或者请心内科医生会诊。否则，如果把冠心病心绞痛当作神经根型颈椎病来治疗，甚至进行手术治疗，后果是不堪设想的！"

"啊！那心绞痛患者会耽误治疗，可能会进展到心肌梗死，会有生命危

险吧！"宋教授摸着自己的胸口，不安地说，"我……，不会吧？"

"放心吧，"张医生微笑着安抚说道，"不会的，您的表现和心绞痛截然不同，您没有胸背痛，没有心慌憋气的症状表现。而且，最关键的一点，您是右上肢的放射性疼痛麻木症状，咱们的心脏在左侧吧！所以，您是不用考虑心绞痛的。"

七、神经根型颈椎病以保守治疗为主

"张医生，现在我这个病诊断为神经根型颈椎病没什么问题了吧？那么下一步我应当怎么治疗呢？"宋教授还是关心自己的病怎样能够尽快地好起来。

"是的，您一下就抓住了问题的核心，"张医生微笑着夸奖宋教授，"最后还是应当落实到治疗上。我们医生进行临床诊断的目的就是为了指导治疗，估计预后。

"其实，对于神经根型颈椎病来说，治疗方法的选择，是否手术，关键是看症状的严重程度、持续时间以及对生活的影响程度。颈椎病治疗目的是缓解症状，而不是为了去除片子上增生退变或间盘突出等椎管狭窄的情况。"

"那……，像我这样的神经根性颈椎病，是应该选择手术还是不手术呢？我可不愿意开刀做手术啊！"宋教授关切地询问道。

"不必担心，"张医生安慰道，"大多数的神经根型颈椎病采用非手术治疗可以获得缓解或痊愈，可以达得满意的效果，可以治愈，可以恢复正常的生活工作状态；只有一小部分的神经根型颈椎病患者最终需要手术治疗。

"一般来说，发病时间短，症状轻，对生活工作影响比较小，既往保守治疗效果好的神经根型颈椎病患者,应当首先考虑或者继续采用保守治疗。反之，如果发病时间长、症状重、痛苦大、对生活影响比较重、既往保守治疗效果不好，或者治疗以后反复发作的情况，则应当采用手术治疗了。"

"我得这个病大概有两个星期了吧，时间是长还是短呀？还有，我觉得我的症状已经很严重了啊！就不能保守治疗了吗？"宋教授有些不安。

"您得病两个星期，时间不算很长，症状嘛，也不算很严重的。可以首选保守治疗，而且我估计您保守治疗应该效果良好，可以达到痊愈，也就是症状完全消除，可以恢复正常的工作和生活的。"

"哦，谢天谢地，太好了。"宋教授双手合十。

"哦，对了，"宋教授又若有所思地问道，"您刚才一会儿说我要非手术治疗，一会儿又说我要保守治疗，那我到底是需要非手术治疗呢，还是保守治疗呢？"

"还有，您说的保守治疗是不是就是态度保守，不积极啊？我还是希望您积极地给我治疗啊！对我的疾病，我可是态度很积极的啊！"

张医生笑了起来，说道："保守治疗和非手术治疗是同一个概念的不同表述而已，说的都是不做手术的治疗方法，都是一回事儿。'保守治疗'这个词是从日语里来的外来语，我估计最先是日本人从英文翻译成日文的时候，就用了'保守治疗'几个日文汉字，然后又从日文传到了汉语中，我们汉语就拿来主义地也使用了这个词了。"

"由于我们的汉语词典中对'保守'一词的解释有'因循守旧，不革新、落后、不求上进、墨守陈规、不能接受新鲜事物'等意思，一般大家对这个词的理解也大概如此，因此常常有些人认为'保守疗法'就是意味着治疗方法'因循守旧、不先进、墨守陈规、思想方法保守'，其实这是大家对'保守疗法'这个特有的医学词汇的误解。保守治疗中也有非常积极的措施，比如，像您的神经根型颈椎病，应当积极地综合使用多种非手术的保守疗法，这样可以提高疗效，尽快缓解病情，缩短治疗周期，降低总的治疗费用；同时还可以减轻各种非手术疗法的不良反应，例如减少口服消炎镇痛药的用量，从而减少其胃肠道不良反应及肾不良反应，还能减少某些理疗所导致的皮肤色素沉着等不良反应。"

"对对对，缩短治疗周期，节约时间，尽快好起来非常重要，病好了，我还要赶紧上班去呢！"宋教授赞许道。

"现代社会，时间就是金钱，效率就是生命。这也就是为什么有越来越多的患者不愿意长期保守治疗，而愿意积极手术的原因了。"张医生补充说道。

"哦，对了，我还忘了问，"宋教授又想起了什么，"我的这个神经根型颈椎病，采用保守治疗，嗯，非手术治疗的效果会怎么样呢？"

"您问得很好，我正要和您说这个问题呢，"张医生又继续补充说道，"目前来看，无论是保守治疗还是手术治疗，在各种类型的颈椎病中，应该说神经根型颈椎病，也就是您所得的这种类型的颈椎病，它的治疗效果应该是最好的。

"神经根型颈椎病可以出现上肢的疼痛麻木和无力等神经损害的症状，我们治疗的目的是改善患者的这些症状。"

"一般来说，疼痛是患者感到最痛苦的症状，患者感觉也最急迫。无论通过保守治疗或是手术治疗，疼痛的症状是最先改善的，也是改善得最好的。"

"而麻木的症状改善得要慢一些，也恢复得要差一些。"

"患者出现肢体无力的症状，其实很多时候还得不到患者的重视，甚至患者自己都没有太关注。只是在查体的时候，才往往被医生首先发现后，患者才注意到。而患者一旦出现肢体无力症状的时候，表明神经根受到了比较严重的压迫，出现了比较严重的神经功能障碍，其治疗效果都是最差的，恢复得也是最慢的。在这种情况下，很多患者即使接受了及时、完全的神经减压手术，手术后肢体无力的症状也难以有效恢复，或者手术后在相当长的时间里只能获得部分改善。如果手术前患者肢体长期无力、肌肉萎缩或者出现严重的肌肉瘫痪症状，手术后更难以有效恢复。肢体无力的症状，患者既容易忽略，治疗效果也很差，可以长期影响患者的功能和生活状态。所以一旦出现肢体无力的症状，应当尽早手术减压，而保守治疗更是基本没有什么效果的。"

"我的乖乖，好在我还没有出现这么严重的情况，"听到这里，宋教授不禁瞪大了眼睛，吐出了舌头，"那……，张医生，我的这个神经根型颈椎病，具体应当采用什么样的保守治疗方案呢？"

"嗯，是的，需要具体的治疗方案，"张医生继续解释道，"对于像您这样的神经根型颈椎病患者来说，具体的保守治疗方案，首先应当是休息，减少工作，减少运动，特别是避免剧烈运动；避免劳累、受伤和受凉。"

"嗯，我前段时间那些书稿已经审阅完了，现在也没那么劳累了，可以稍稍放松一些了。"宋教授回复道。

"您不仅要精神放松，还应当多休息，最好应当在家休一段时间的病假。

"您最好能卧床休息一段时间，或是戴一个颈围领，限制颈椎的活动；还应当服用非甾体类的消炎镇痛药；加用一些肌肉松弛药。"

"还有啊！对于您这样的神经根型颈椎病患者，由于有一定程度的神经功能障碍，应该加用神经营养药物，比如说甲钴胺或者腺苷钴胺等，有助于尽快改善神经功能，缓解上肢的疼痛麻木症状。目前看，肌内注射的神经营养药比口服的效果要好得多；但是口服用药相对简单，比较容易为患者所接受。"

"是啊，是啊，还是吃药比打针方便得多，天天往医院跑去打针也是太麻烦啦。"宋教授随声附和道。

"另外，"张医生继续补充说道，"您还可以口服活血化瘀、消肿镇痛的中成药；颈部可以加用外用的药物，包括抹的、擦的、贴的或热敷的药膏之类的，但外用药应注意防止皮肤过敏。还可以到理疗科进行理疗，重手法的按摩或大重量的牵引是有害的，应当避免，可以做轻手法的肌肉放松按摩和轻重量的牵引治疗。"

八、神经根型颈椎病到了什么程度就应当手术治疗了

"像我这样的神经根型颈椎病，到了什么样的程度就应该考虑手术了呢？我可不愿意开刀做手术啊！"宋教授有点紧张，"还有，刚才您说我症状不重啊！可我觉得已经很重了啊！"

"当然了，每个患者都觉得自己的病情已经比较严重了，"张医生继续微笑着安慰道，"您的病情的确不是太严重，我们说过，神经根型颈椎病由于颈神经根受到刺激或压迫，可以出现沿上肢神经根走形区域的放射性疼痛麻木症状，严重的情况可以出现患者剧烈疼痛，疼痛程度可以达到整夜无法入睡，普通的镇痛药无法镇痛，即使使用吗啡类的镇痛药也只能产生部分镇痛效果，或者不能迅速镇痛。"

"嗯，"宋教授点点头，"我还没有那么疼。"

"还有，刚才咱们说过了，严重的神经根型颈椎病患者，神经根受到严重压迫后，可以出现所支配的上肢肌肉无力、瘫痪，时间长了会出现相应肌肉的萎缩。"

"好像我也没有严重到这个程度吧？"董编辑问道。

"是的，您没有那么严重，但是，如果到了刚才说的那么严重的程度，或者，像您这样，虽然病情不是很严重，但是经过了一段时间的保守治疗，仍然没有痊愈、没有好转的，也应该及时手术了，不应该不到黄河心不死。"

"我还是不大愿意手术。"宋教授摇摇头。

"是的，大多数患者都不愿意接受手术治疗，"张医生脸色严肃起来，"但是，如果患者的病情真的到了那样的严重程度，或者长期保守治疗效果不佳，就应该及时手术了。还有一种情况，由于保守治疗一般时间比较长，效果难以预估，现代人时间都比较宝贵，有些患者不愿意耐受较长时间的保守治疗，一看保守治疗一段时间后没有产生良好效果，也愿意积极手术。

"所以我说，您现在得病时间不长，症状也不是很重，应该首选保守治疗。"

"是是是，我现在得病时间不长，症状也不是很重，应该首选保守治疗。"宋教授赶紧随声附和道。

"我估计您采用保守治疗应该很快取得良好效果，应该不至于手术的。"

"可是，"宋教授又若有所思道，"我的核磁共振片子上的椎间盘突出，还有您说的骨刺，不是压着我的神经了吗？通过保守治疗，这些椎间盘突出、还有骨刺，能回去吗？"

"您的问题很具有代表性，"张医生补充说道，"神经根型颈椎病是否需要手术，关键不是看核磁共振上椎间盘突出或者椎体后缘的骨刺有多大，而关键是看您症状的严重程度、保守治疗的效果，还有症状对生活影响的严重程度。

"总的来说，与手术治疗相比，保守治疗的优点是治疗的技术条件要求比较低，费用也相对低廉，患者也比较容易接受，对大多数的神经根型颈椎病患者效果良好；缺点是治疗周期比较长，疗效相对比较差，而且疗效不确切，易于复发。"

"一般来说，大多数的神经根型颈椎病首先应当选择保守治疗，实际上也就是那些发病时间短、症状轻、对生活工作影响比较小的神经根型颈椎病患者应当首选保守治疗，而且大部分患者保守治疗可以取得良好效果，可以治愈；但如果症状时间长、症状程度重、对生活工作影响比较大、长期保守治疗效果不良的神经根型颈椎病患者，应当及时考虑手术治疗。"

"具体来说，如果出现下列条件之一者，就应当考虑手术治疗了。"

"首先，颈肩部及上肢的放射性疼痛严重，影响睡眠，采用消炎止痛药物甚至吗啡类强效止痛药物，也不能迅速缓解疼痛的患者，就应当尽快手术了。"

"疼痛严重的患者，经过长时间的保守治疗可能也可以获得疼痛缓解甚至痊愈，但让患者在这种极其严重的痛苦中煎熬，无异于是非常不人道的摧残与折磨；况且，未来保守治疗的效果还是一个未知数，与其这样，还不如尽早选择效果比较明确的手术治疗。"

"是的是的，用吗啡都没有效果的剧痛，谁也受不了，是应该赶紧手术了。"宋教授赶紧随声附和道。

"其次，"张医生继续补充道，"经过一段时间的保守治疗，虽然症状有所改善，但是如果症状仍然没有消失，患者仍然有痛苦，对自己的生活和工作还有影响，表明疾病没有痊愈，也是应该考虑手术治疗了。"

"保守治疗的时限应当因人而异，现在临床一般掌握在 1 ~ 3 个月左右。对于神经根型颈椎病，我们治疗的目的是解除患者的症状，消除痛苦，提高生活质量，让患者能早日恢复正常的生活工作状态。毕竟，早日手术，可以早日脱离苦海，早日恢复正常的学习和工作，早日享受美好的生活。而且，现在的颈椎手术技术已经很成熟了，在像我们这样的大医院进行手术，治疗效果好，风险也不是很大，不易复发。如果保守治疗了一段时间，还是没有效果，继续保守治疗下去，可能也还是无望的等待；何必一直苦苦等待结果未知的未来呢！而且，神经长期受压，长期保守治疗，其功能也可能难以有效恢复。"

"是啊！是啊！虽然谁都不愿意开刀做手术，但要是保守治疗一直好不了，那也不行啊！"宋教授赞许道，"要是一直保守治疗还不好，我脖子，还有胳膊都一直麻木疼痛，多难受啊！那我还怎么上班啊！还有那么多的工作等着我去干呢！还是给我早点治好了，我早点回去上班吧！"

"是啊！如果保守治疗一直没有效果，可能就真的是苦海无边了，这时，及时选择手术治疗，可能就真的是回头是岸啊！"张医生说道。

"那……，"宋教授继续追问道，"除了您说的这些，神经根型颈椎病还有什么样的情况应当及时手术呢？"

"嗯，还有一种情况必须尽快手术，"张医生沉吟一会儿，严肃地说道"就是如果出现了受累的颈神经根所支配的上肢肌肉瘫痪无力甚至萎缩，如果出现这些情况，就意味着已经出现了非常严重的神经功能障碍，应当迅速解除对神经的压迫。否则，神经功能难以有效恢复，甚至不能恢复；保守治疗显然无法达到这个目的。一旦发现患者出现这个情况，应当尽快手术。当然了，由于已经出现了肌肉瘫痪无力甚至萎缩的神经功能严重受损的情况，即使及时接受了手术治疗，神经功能也难以得到满意的改善，仍有一部分患者的肌肉力量不能得到满意的恢复。"

"啊！你们医生是在和上帝做对啊！这么严重的情况，也难以无力回天了！"宋教授附和道。

张医生补充说道："最后还有一种情况，就是神经根型颈椎病虽然应当首选保守治疗，而且保守治疗效果也很好；但如果在受伤、受凉、劳累及累积性的劳损等不良因素的刺激下，症状易于复发。如果神经根型颈椎病经过保守治疗后，虽然症状完全消失，可以获得痊愈；但在上述不良因素的刺激下，症状反复发作，每次发作时症状又比较重，对患者的学习生活和工作影响也比较大，虽然每次发作时通过一段时间的保守治疗都可以使症状消失，但反复发作的症状使患者不堪其扰，因此当症状再次复发时，及时地采用手术治疗，不仅可以迅速使症状消失，疾病痊愈，还可以有效地防止复发。"

第 **8** 章

得了交感型和椎动脉型颈椎病怎么办

一、交感型颈椎病症状的多样性

38 岁的杨女士是一家公司的财务人员，平时经常伏案工作，常常低头看一大堆的财务报表，也常常在电脑前进行财务运算。公司的业绩不断增长，杨女士的财务工作也越来越忙，每月到了月底财务结算时，常常不得不加班加点地工作。

最近半年多来，杨女士经常感到颈项部酸痛、无力、僵硬、不舒服，还时常有头晕、头部昏昏沉沉、脑袋像是被什么东西罩住一样不清醒的症状；偶尔还出现头晕加重，出现天旋地转的感觉；还出现了恶心、耳鸣、耳朵堵塞的感觉，还有心慌、憋气、肚子发胀的症状；同时伴有眼睛干涩、眼睛流泪、眼睛不舒服、眼睛看不清东西的感觉；而且，一段时间一来，夜间还常常失眠多梦，白天还出现记忆力减退的表现。出现这些症状后，杨女士的脾气也变得不像以前那么好了，平时易于激动，动不动就爱生气，有时候还爱和别人争执吵架，有时候还动不动就莫名其妙地哭起来。

杨女士的这些症状还大多集中在每月月底财务结算工作紧张的时候，对杨女士的工作造成很大影响。工作轻松的时候，杨女士的症状则可以有所减轻；平时卧床休息后症状也会好一些，受凉、劳累或休息不好后症状可以明显加重；在单位的空调房间呆得时间一长，也感到症状明显加重；而且，杨女士感到上午症状轻、下午或晚上症状加重，早晨起床后或午睡后症状也可以稍稍减轻。

出现这些症状后，杨女士没少往医院跑。先后看了神经科、心内科、呼吸科、消化科、耳鼻喉科、眼科等相关科室，这些相关的科室医生都告诉杨女士说，没有发现明确的问题。

最后，杨女士在其他科室医生的推荐下，来到了北医三院骨科。在这里，骨科的张医生详细询问了杨女士的症状特点，询问了其他科室的诊断情况，为杨女士进行了颈椎的 X 线片和核磁共振检查。最后，张医生告诉杨女士，她得的病可能是交感型颈椎病。

"交感型颈椎病？没有听说过，这是怎么回事呢？"杨女士不解地问。

张医生告诉杨女士说，"交感型颈椎病是颈椎病的一种类型，交感型颈椎病和其他类型的颈椎病一样，也是颈椎的退变老化性疾病，也好发于中老年人。具体地说，从 30—70 岁的各个年龄段都可以发病的，您这个年龄应该是交感型颈椎病的好发年龄段。"

"在各型颈椎病中，交感型颈椎病的临床表现最复杂。症状多变、没有特异性的体征，确诊很困难，治疗效果也有很大差异。目前，骨科学术界对交感型颈椎病的认识还不是十分清楚，在好多方面还有很大的争议。"

张医生继续介绍说，"颈椎病属于退变性的疾病，当颈椎的退变因素导致颈交感神经受到刺激或损害，并出现颈交感神经功能异常的症状，就属于交感型颈椎病了。"

"交感神经的末梢神经纤维分布范围极为广泛，除分布到颈椎椎管内的脊膜及血管周围以外，还分布到头部、颈部以颈椎的韧带和关节，以及眼部、咽部、颈部的血管周围；还分布到上胸部以及上肢皮肤的汗腺、上肢的血管周围，及胸、腹部的内脏器官，及心脏等组织器官。"

"因此，由于颈椎间盘突出、骨刺或是颈椎不稳定，不但能刺激颈部的脊髓或神经根，还能直接或反射性地刺激颈交感神经。所以，其他类型颈椎病也可以同时伴有交感神经功能紊乱的症状。交感型颈椎病以交感神经功能紊乱的症状为主，可以有多种表现，大多为主观症状，极少有客观的体征。过去由于对颈部交感神经的解剖及生理功能了解不够，有时把这么多的症状都简单地归为'神经官能症。'"

张医生滔滔不绝地对杨女士说道，"您的症状表现就比较符合交感型颈椎病的表现。一般来说，交感型颈椎病首先应该有颈项部酸痛、无力、僵硬、不舒服的症状表现，同时还可以伴有头部、眼部、心脏以及周围血管的症状，还可以有局部出汗异常的表现。头部症状可以有头痛或偏头痛、头沉、头昏、枕部痛或颈后痛，可以伴有恶心、呕吐、耳鸣、听力下降、发音障碍、鼻塞等症状；眼部症状可以有视物模糊、视力下降、瞳孔散大、眼窝胀痛、眼目干涩、流泪、视野内冒金星、眼球下陷、眼睑下垂、两侧眼睑开启不等大，也就是两个眼睛一大一小等症状；还可以有心脏的症状，包括心慌、心律不齐、心动过缓、心前区疼痛和血压升高或降低等表现；可以出现周围血管的症状，由于交感神经的刺激，可以出现血管痉挛，肢体可以出现发凉怕冷，局部温度偏低，肢体遇冷时有刺痒感，继而可以出现局部红肿疼痛等表现；可以出现头颈、颜面或肢体麻木，其痛觉减退并不按神经节段分布；可以出现局部出汗异常，局限于一个肢体或某一部位的多汗，如一侧头部、颈部、双手、双足、一侧肢体或四肢远端等可以出现多汗表现；其他还可以出现嗳气腹胀等消化道症状。"

"太复杂了，症状太多了！好在我还没有这么多的症状，"杨女士暗自庆幸。

张医生继续解释道，"当然，交感型颈椎病更常见的表现是，患者卧床休息后症状可以减轻，受凉、劳累或休息不好后症状可以加重；而且，患者有上午症状轻、下午或晚上症状加重，早晨起床后或午睡后症状可以减轻等特点。也就是说，患者休息后症状可以减轻，劳累后症状可以加重。"

"啊！您说得太对了，我就是这个样子的！"杨女士点头称是。

二、交感型颈椎病的影像学变化不具有特征性

"当然啦，也不是所有的交感型颈椎病患者都有这些典型的特征性表现，"张医生继续解释道，"交感型颈椎病可以发生在从青壮年至老年的各年龄段人群，当然以中老年多见。颈椎的 X 线片、核磁共振、CT 检查等对这个病的诊断不具有特殊意义。"

"哦？那我为什么还要拍片检查呢？"杨女士不解地问道。

"额，拍片检查主要是为了排除其他的一些严重的情况，"张医生摊开双手，解释道，"比如颈椎的肿瘤、结核、严重的畸形等情况，这些情况比较少见，有时候也可以出现和交感型颈椎病类似的症状；不过，这些疾病的治疗方法和交感型颈椎病差别很大，有些时候还需要进行核磁共振检查，以进一步除外其他的少见情况。"

"刚才您说我可能是交感型颈椎病，怎么？我还不能确诊吗？"杨女士继续问道。

"是的，您还不能完全确诊，"张医生无奈地解释道，"刚才我说了，目前不少的骨科医生对交感型颈椎病还有一些争议。交感型颈椎病的症状、体征和 X 线片、核磁共振的检查结果不具有特征性，确诊很困难，有些医生甚至认为可能不存在这一类型的颈椎病。由于您的症状表现基本符合交感型颈椎病的症状，而且您在看骨科之前已经在其他科室排除了相关的疾病，所以说您的情况'可能是'交感型颈椎病，也可以先按照交感型颈椎病进行对症治疗。"

"那……，"杨女士拉长了声音，关切地问道，"您从我的片子能看出来有什么问题吗？"

"您的这些颈椎的 X 线片和核磁共振片子，也是不具有特征性。有一些颈椎轻度退变增生的情况，有广泛的、轻度的椎间隙狭窄，从核磁共振看有多个椎间盘的轻度退变，但没有明确的椎间盘突出的表现。这些都不重要，嗯，颈椎的增生退变是正常的，没准儿我去做核磁共振检查，片子上增生退变的情况可能还比您严重呢！但是由于目前我没有相应的症状，因此这些颈椎的增生退变也就没有任何意义了。"

"当然了，也有些患者，有像刚才我说的那些比较明确典型的交感型颈椎病的症状表现，但颈椎的 X 线片和核磁共振上基本看不出退变的表现，如果排除了其他的相关疾病，也可以考虑按照交感型颈椎病进行保守治疗。当然了，这个诊断也得打个问号。"张医生耸耸肩，摊开了双手。

三、需要和交感型颈椎病相鉴别的疾病

"您是先看了其他科室，都排除了其他科室的问题，才到我们骨科这里来，这个顺序是正确的。但是有些患者刚一出现这些症状就到先来看颈椎病，顺序有点不对。"张医生还是不忘时不时地夸奖杨女士。"

"刚才说了，交感型颈椎病属于颈椎的退变性疾病，一般不会导致患者的严重不良后果，不大容易恶化到出现脊髓神经根压迫、四肢瘫痪的程度，而

只是导致患者痛苦、难受，也就是刚才您所说的那些症状。"

"由于交感型颈椎病表现很复杂，和其他的很多疾病的症状表现又很相似，容易和其他的一些疾病搞混了，而其他的某些疾病，如果早期没有鉴别出来，是可能导致严重后果的。"

"比如说，交感型颈椎病最常见的症状是头晕、头痛、头沉、头昏、耳鸣，而有些中老年人的脑血管意外，包括脑出血、脑梗死或者颅内肿瘤等，也可以出现这些症状。如果只是满足于在骨科按照交感型颈椎病处理，不就把这些病给耽误了吗？严重者，是可以有生命危险的。"

"那……，我……"杨女士不安地看着张医生。

"我知道您要问什么，"张医生继续安慰道，"放心吧，您已经看过神经内科了，神经内科医生已经给您做了相关的检查，他们已经排除了神经内科的问题了。"

"另外，交感型颈椎病还有一些常见的症状是心慌、胸闷、憋气。"张医生继续说道。

"您是不是说我有可能是心脏问题？"杨女士不安地插话道，"如果出现这些症状表现，还只是满足于在骨科按照交感型颈椎病处理，也容易把这些病给耽误了吧？严重的话，也是可以有生命危险的吧？"

"是的，"张医生继续安慰杨女士，"不过您已经看过了心内科，他们给您做了心电图和超声心动的检查，也排除了心脏的问题。心内科有很多疾病可以有类似交感型颈椎病的症状，比如说心律不齐、心绞痛、心肌炎等，他们心内科都给您排除了，您也不必担心了。另外，严重的高血压也可以出现头晕、头痛的症状，不过您的血压也是正常的，心内科也排除了高血压的情况。所以，这您也不必担心了。"

"我还先看了呼吸科，"杨女士忙不迭地补充说道。

"是的，交感型颈椎病的胸闷、憋气、喘不过气来的症状，应该和呼吸科的疾病相鉴别，包括气胸、胸膜炎、哮喘、慢性支气管炎等。否则把这些疾病给耽误了，也不是闹着玩儿的。呼吸科已经排除了您相关的呼吸疾病，所以您也就放心了。"

杨女士继续补充说道，"我还看过消化科。"

张医生又继续解释说道，"有恶心、腹胀、嗳气、反酸症状的患者，看看消化科，排除诸如胆囊炎、胃炎、消化性溃疡、肝炎等情况，也是有好处的，把这些疾病当作交感型颈椎病来治疗，也会耽误病情的。还好，消化科说您没有这些问题。"

"头晕、耳鸣、听力下降的情况，当然还应该看耳鼻喉科，嗯，您看过了。耳鼻喉科的耳石症、梅尼埃病等前庭功能障碍导致的眩晕，又称为耳源性眩晕，这些也需要和交感型颈椎病相鉴别。"

"您有眼睛干涩、眼睛流泪、眼睛不舒服、眼睛看不清东西的症状，您也已经看过了眼科了，这很好。有些眼科的疾病，比如说结膜炎、白内障、眼底疾病等，很多我们也叫不上名字来，嗯，很多眼科的相关疾病需要鉴别。眼科医生已经帮您除外了眼科疾病了，这很好。"

"像您这样，先在其他科室看过了，排除了相关的疾病，再到我们骨科这里来看，这就对了。有些患者先到骨科来看病，对于这样的情况，我们会建议他先看相关的科室，排除可能导致严重不良后果的那些疾病。"

"当然啦，还有一些更年期综合征、神经官能症的表现和交感型颈椎病难以鉴别，交感型颈椎病还和一些患者的精神情绪紧张、焦虑有关系。您说您平时易于激动，动不动就爱生气，还有失眠多梦的现象，这些精神心理和情绪的不稳定，也和交感型颈椎病的发病有关系的，也容易加重您的症状。当然了，更年期综合征和神经官能症发病和精神心理因素本身就有千丝万缕的关系；交感型颈椎病一般女性多见，可能也和女性比较感性、比较敏感、容易情绪不稳定有一定的关系吧。"

四、交感型颈椎病以保守治疗为主

"您说我是交感型颈椎病，那我应该怎么治疗呢？"杨女士焦急地询问道。

"不必担心，"张医生安慰道，"嗯，绝大多数的交感型颈椎病应该采用非手术治疗的方法，大部分患者积极采用综合的保守治疗措施可以获得很好的症状改善，可以达得满意的效果，可以恢复正常的生活工作状态。"

"那我应该如何选择治疗方案呢？"杨女士问道。

"嗯，"张医生解释道，"需要保守治疗的颈椎病的治疗原则基本上是一样的，交感型颈椎病也是这样的，治疗方法主要包括卧床休息、颈围领制动保护、药物治疗、颈椎轻重量牵引、理疗、轻手法肌肉放松按摩等综合治疗措施。除了药物治疗稍有所不同以外，其他方面基本上都是大同小异的。其实，颈椎病的保守治疗原则都是大致类似的。"

"哦，那我这个不需要开刀吧？我可不希望开刀啊！"杨女士急切地问道，显得有点焦躁。

张医生答道，"嗯，交感型颈椎病和神经官能症、更年期综合征等疾病难以鉴别，某些患者可能同时合并神经官能症或更年期综合征，某些患者甚至可能还有社会心理精神情绪等方面因素的影响，而使症状夸大难以判别。而且交感型颈椎病手术治疗的效果不如神经根型颈椎病和脊髓型颈椎病，因此，手术治疗应当更加慎重。嗯，我们骨科医生一般不建议首先采用手术的方式治疗您这样的情况。"

"是啊，我也不愿意手术啊！"杨女士接过话来说道，"您刚才说，交感型颈椎病特异性的诊断指标少，鉴别诊断困难，有那么多的病需要和我的交感型颈椎病相鉴别。哦，对了，我想起来了，您说我的表现比较符合交感型颈椎病的表现，那我的交感型颈椎病确诊了吗？"

"嗯，这个嘛，"张医生停顿了一下，继续说道，"由于交感型颈椎病症状复杂，关于这个类型的颈椎病，我们学术界还有很大争议，骨科医生内部都还有很多疑问。所以，目前您的情况，严格地说，应该是诊断交感型颈椎病的可能性大。"

"那您诊断不清楚，如何能给我选择正确的治疗措施呢？"杨女士更是一头雾水了。

"嗯，您这个问题非常好，很多的患者都会有这样的疑问。"张医生伸出大拇指，笑着答道，"您目前虽然没有完全确诊，但是您已经在其他的神经科、心内科、呼吸科、消化科、耳鼻喉科、眼科等相关科室都看过了，除外了这些科室的严重的疾病，那么我们目前就是采取保守对症治疗。"

"对症治疗？那不是治标不治本吗？怎么着也应该把病因帮我搞清楚啊！"杨女士越听越糊涂了。

148

"对患者来说，来看病的目的，一是应该去除症状，解除疾病带来的痛苦感觉，尽快恢复正常的生活工作状态；二是应该看看有没有哪些严重的问题需要提前处理。"张医生又开始滔滔不绝地侃侃而谈了，"我们医生给患者进行诊断的目的也应该是指导治疗，估计预后。通俗地讲，也就是选择合适正确的治疗方法，排除导致严重不良后果的那些疾病。"

"对交感型颈椎病来说，或者对您来说，您已经看过了和您目前症状相关的神经科、心内科、呼吸科、消化科、耳鼻喉科、眼科等科室，这些科室都说您没有严重问题吧？"

"嗯，是这样的。"赵女士点点头。

"那就意味着您不会出现那些可能导致严重不良后果的其他科室的疾病，比如神经内科的脑子里的问题，脑梗死啊、脑缺血啊、颅脑肿瘤啊，心血管系统的问题比如冠心病啊、心肌炎、心律不齐啊、高血压啊，还有消化系统的疾病比如胃啊、肝啊什么的疾病，还有眼科的一些疾病。前边我和您讲交感型颈椎病的鉴别诊断的时候说了，从您的症状看，这些科室的某些疾病可以有和您目前症状类似的表现，您看过这些科室，已经排除了这些严重的疾病了。从骨科角度来说，您的这些情况，您的颈椎核磁共振上的颈椎退变的表现，也不会导致严重的不良后果，不会导致瘫痪的情况。"

听到这里，杨女士松了一口气。

张医生继续滔滔不绝地说道："接下来，我们就根据您的症状，采取对症治疗的保守方法，来解除您的症状，解除疾病带来的痛苦感觉，尽快恢复您正常的生活工作状态。"

"哦，这样说，那我明白一些了。对我来说，缓解症状太重要了，我成天昏昏沉沉，没精打采的，太痛苦了，也完全谈不上工作效率。"杨女士苦笑着说道。

"对于一般的交感型颈椎病，也就是像您这样的患者来说，"张医生继续说道，"首选采用保守治疗，保守治疗的方案主要包括适当休息，减少工作，如果症状严重的话，可以采用卧床休息的方法，同时还可以采用颈椎牵引、颈围领制动保护、理疗等保守治疗措施；卧床休息、颈围领制动保护和颈椎牵引可以缓解颈项肌的痉挛，增大椎间隙，减轻对交感神经的刺激；颈围领可以限制颈椎过度活动，轻柔的手法按摩及理疗有加速局部炎性水肿消退，松弛肌肉，改善局部血液循环的作用。还可以加入一些消炎镇痛药物、神经营养药物，还有对症治疗的药物，包括肌松药、改善睡眠的镇静药等，另外，我们医院的一种名叫'颈痛平'的院内制剂，嗯，是中成药，对于像您这样的情况效果不错。"

杨女士按照医生的建议，向单位领导交了医生开具的假条，在家好好休息。这样，没有了低头工作，精神放松了，在家里更多地卧床休息，起床活动时脖子上戴上颈围领，家里的温度也比办公室的空调房间温度高一些，注意了保暖，在家里用热水袋加强颈项部的热敷，还服用了张医生给开的药。

治疗两三天后，杨女士感觉到原有的症状开始有所缓解，以后，杨女士又到医院进行了理疗，两个星期后，症状明显改善了。

五、交感型颈椎病易于复发

杨女士来医院找张医生复查。

"张医生，谢谢您啊，我的情况好多了，脖子也基本上不疼了，头也不晕了，心慌耳鸣的情况也基本上好多了，睡眠也好多了。"杨女士高兴地对张医生说。

张医生说道："是啊，您现在治疗效果挺好的，您自己也应该总结出了导致症状加重的原因了吧？"

"是的，我感觉休息是最重要的。劳累受凉后症状可以加重，躺一躺，不干家务了，不看手机了，症状就可以好很多；在家里干一会家务活儿，或者看手机时间长了，还会出现脖子疼痛不舒服的感觉，也会引起轻微的头晕。"杨女士不好意思起来。

"嗯，再经过一段时间的保守治疗，继续休息，继续用药，再继续做些理疗，很快您的症状就可以完全消失，就可以正常生活了，也可以上班了。"张医生充满信心地说道。

"但是，您还是不能掉以轻心，"张医生话锋一转，继续说道，"交感型颈椎病易于复发，如果病情好了以后不注意劳逸结合，有些患者过度受凉、劳累后还可以出现症状的反复发作；或者症状虽有改善，但疗效难以巩固。"

"啊！"杨女士吃惊地看着张医生，"那我不会也这样吧！"

"目前看您的情况，应该不至于这样。但还是不能掉以轻心，现在要继续积极治疗，症状消失后还要注意劳逸结合，避免过度劳累和受凉，还要加强颈项肌肉的锻炼。"

"哦，那倒好，"杨女士有些宽心了，"不过，如果我也出现那种反复发作的情况后，怎么办呢？"

"嗯，"张医生稍稍停顿了一下，继续说道，"如果您复发了，首先也还是这样继续保守治疗。如果效果还不理想，症状顽固，或者反复发作，可以考虑采用颈椎的硬膜外封闭治疗。"

"如果反复发作，保守治疗效果不良，在颈椎高位硬膜外封闭帮助明确诊断后，可以考虑手术治疗。手术切除突出的椎间盘，还有部分增生的骨刺，椎间植骨融合以使不稳定的颈椎得到稳定，从而达到改善症状的目的。"

"我觉得还是不要做手术的好。"杨女士回答道。

"是的，交感型颈椎病的症状由于还有其他方面的干扰因素，与精神心理紧张等因素有关系，因此手术的效果比神经根型颈椎病和脊髓型颈椎病要差一些，对于大多数患者，我们医生也是不建议进行手术治疗的。"张医生回答道。

经过积极的保守治疗和康复锻炼，杨女士的症状逐渐改善。不久，赵女士又恢复了正常工作。不过，按照医生的嘱咐，杨女士并没有掉以轻心。平时工作时，赵女士也注意劳逸结合，避免长时间连续低头工作，平时也加强颈项部的肌肉锻炼。以后，杨女士的症状也基本上没有复发过，劳累后稍微有点脖子酸痛不舒服，稍稍休息后很快就缓解了。

第 **9** 章

得了脊髓型颈椎病
怎么办

一、脊髓型颈椎病对肢体活动影响是最大的

　　53 岁的老吴平时身体健康，可是最近 3 个多月来逐渐发现两条腿快步走的时候有点僵硬；看见公交车来了，想要小跑着追上去的时候，觉得自己的两条腿有点不听使唤；再后来，感觉症状慢慢地加重，两条腿发沉，像灌了铅一样，而且越来越僵硬，越来越不听使唤，在平地上走起来像踩在棉花团上的感觉，轻飘飘的，上楼的时候抬腿费力；走起来还有些打软腿，好几次平地走路的时候险些摔倒，回过头去看看，其实地上是平的，什么障碍物也没有。

　　两条腿还有点麻木、酸胀和烧灼样疼痛的感觉，洗脚的时候两只脚对同一盆水的温度感觉也不大一样：一只脚觉得水凉，另一只脚会觉得水发烫；觉得胸部像穿了紧身衣一样被勒着的感觉；后来觉得手拿筷子，系扣子也有点不灵活，拿筷子夹菜的时候筷子还常常容易掉落；拿笔写字也不如以前，写出的字比以前难看多了，歪歪扭扭的。

　　老伴看见老吴走路的样子，像喝醉酒一样，有点摇摇晃晃，而且走路还不能走在一条直线上；说老吴走路的时候像机器人，两条腿直挺挺的、硬硬的，让人感到好笑；老吴使劲向后仰脖子的时候，偶尔还会诱发出从颈项部向后背，向腰部和两条腿的放电一样的痛、麻的感觉。

　　上厕所的时候还有些小麻烦，一想起要尿尿了，就赶紧要找厕所；到了厕所站在那里半天又尿不出来，憋得有点难受，小便的时候还有点费力气，小便完了后还有些尿不尽的感觉。

　　一个月前，由于老吴走路不稳，打软腿，一次平地行走的时候，还真的摔了一跤，爬起来自己走回了家。三四天后，老吴感到以前的这些症状越来越重，还发展得越来越快了。两条腿越来越笨拙，吃饭的时候手也拿不住筷子了，好几次小便的时候，还差点尿到裤子上了。

　　到了这个年纪，是不是得了脑梗死了？半身不遂了？

　　事关重大，老吴赶紧来到医院的神经科。神经科医生详细询问了老吴的

情况，检查后告诉老吴说，这不是半身不遂，也不是脑梗死，可能应该是脊髓型颈椎病，应该去看骨科。

骨科张医生详细地询问了老吴的发病情况，也是和神经科医生一样拿着一个叩诊锤敲敲老吴的胳膊肘，敲敲老吴的膝盖，又划了划老吴的脚心。张医生告诉老吴说可能是脊髓型颈椎病，并让老吴先去进行颈椎 X 线平片和核磁共振检查。

张医生仔细看了老吴的颈椎 X 线平片和核磁共振片子，然后和老吴严肃地说道："老吴啊！您这个是脊髓型颈椎病啊！而且还是比较明确、比较典型的脊髓型颈椎病啊！"

"您说我是颈椎病？我脖子有毛病？可我脖子为什么一点不舒服的感觉都没有啊？也一点都不痛啊？"老吴不解地问道。

"您这个问题问得太好了，"张医生回答道，"颈椎病虽然是发生在颈椎的疾病，但不是所有的颈椎病都有颈项部的疼痛、酸胀、僵硬、不舒服的感觉，特别是像您这样的脊髓型颈椎病患者，很多都没颈项部的局部症状感觉，但这并不能否定颈椎病的诊断。

"颈椎病分为神经根型、交感型和脊髓型，您这个是脊髓型颈椎病。目前认为，神经根型颈椎病和交感型颈椎病比较容易同时出现颈项部的疼痛、酸胀、僵硬等局部的症状，而且有些神经根型或者交感型颈椎病患者的首发症状可能就是颈项部、肩背部的疼痛,有些患者颈项部的疼痛可能程度还比较重，起病也比较急，对患者的影响比较大，患者容易早期发现，早期就诊；而脊髓型颈椎病往往很少出现这些颈项部的局部症状。这部分患者，就像您这样，脖子上面可能没有任何的感觉；而四肢不灵活的症状又起病缓慢，可能就容易被患者自己所忽略。"

"您说得太对了！我脖子上面一点感觉都没有。刚开始手脚活动稍稍有点不灵活，这些症状慢慢一步步地发展起来，就像温水煮青蛙一样，到了现在症状比较重了，才引起我的重视。"老吴随声附和道。

二、脊髓型颈椎病是怎么回事儿

"脊髓型颈椎病是什么病呢？我以前没有听说过啊，我怎么会得这个病呢？"老吴满脸狐疑地看着张医生。

"脊髓型颈椎病嘛，刚才跟您说过了，它是颈椎病的一个类型，"张医生给老吴解释道，"简单来说，颈椎退变以后，出现颈椎间盘的突出、骨质增生、后纵韧带骨化等，导致颈部的脊髓受到压迫，就出现了脊髓型颈椎病。"

"来，看看，这是您的颈椎 X 线片，"张医生接着指着看片灯上挂着的颈椎片子说，"您看看，您的颈椎多个节段都出现了退变老化。有多个椎间隙狭窄，椎体的前后缘都出现了骨刺，这些都是颈椎退变老化的表现。

"还有，您看这边，这是您的颈椎核磁共振检查片子，"张医生又指着看片灯上挂着的核磁共振片说，"正常的核磁共振片子上，颈椎间盘的信号是比较均匀的，而且没有向后突出，脊髓也是光溜溜的，没有受到任何的压迫。"

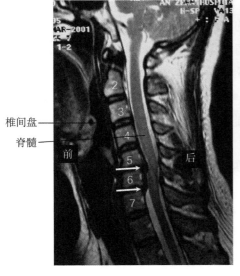

矢状位

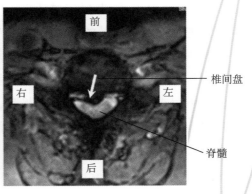

横断位

图 9-1　脊髓型颈椎病的核磁共振检查片
（白色箭头所指为椎间盘突出压迫脊髓的表现）

　　"您看您的颈椎核磁共振片子，这组核磁共振片子叫作颈椎的矢状位片子，也就相当于把人一层一层地纵行剖开显示颈椎的内部情形；您看这里，多个节段的椎间盘和骨刺向后方突出，后方这里就是脊髓啦，脊髓受到了压迫，一节一节的，都被压迫得都像糖葫芦一样了。"

　　"然后这个片子叫作颈椎的横断位片，也就相当于把人像切香肠一样横行切开，显示颈椎的内部情形；正常情况下，脊髓呈大致的椭圆形；而您看您这里，颈椎间盘和骨刺不均匀地向后突出，脊髓受到压迫以后变扁了，变成月牙形的了。脊髓受到这样压迫的，它的功能还能正常吗？"

　　"颈部的脊髓上通大脑，下边连接四肢，支配四肢的感觉和运动。您的脊髓受到压迫以后，就会出现相应的脊髓功能障碍，您的这些症状就是比较典型的脊髓型颈椎病的表现。"

　　张医生继续讲道，"另外，在颈椎屈伸活动时，颈椎椎管的长度也有所改变。低头颈部前屈时，颈椎管被拉长，中间的脊髓也被拉长变细而且紧张。仰头颈部后伸时，颈椎管变短，脊髓松弛变粗，而易于受到挤压。颈椎椎管由于先天性、发育性狭窄或者颈椎退变后出现颈椎间盘突出、椎体后缘骨刺、颈椎后纵韧带骨化的时候，仰头颈部后伸时，脊髓更容易受到挤压。"

　　"哦，我明白了，"老吴接过话来，"怪不得我在头颈部使劲后仰的时候，偶尔会出现从背部向下肢的放电样串麻的感觉呢。"

　　张医生继续说道，"脊髓型颈椎病患者在颈椎病中人数最少，只有10%～20%的颈椎病患者属于脊髓型的颈椎病。但是，脊髓型颈椎病对患者的功能影响最严重，治疗的效果也最差，某些患者即使接受了及时有效的手术治疗和康复，仍然难以恢复正常的功能状态。因此，脊髓型颈椎病应当引起患者和家属的高度重视。"

　　"您得病有半年了，应该早点来，及早治疗，效果会更好一些。至少，这半年来，您可以减少四肢功能障碍带来的痛苦症状啊！"

　　老吴稍稍感到有点后悔了，"是啊，这颈椎病的症状还真的有半年了，发病都是一点一点缓慢加重的。虽然四肢有不灵活的症状，有些不舒服，但我也能坚持上班，也能上街，还能出门活动。要不是一个月前我平地走路摔倒后症状越来越重，可能还要再拖一段时间呢！"

　　张医生继续说道，"另外，脊髓型颈椎病的一个特点就是疾病呈进行性加重的趋势。由于颈脊髓受到压迫，颈椎管狭窄，在轻微外伤的时候，颈脊髓会受到突出的颈椎间盘、狭窄的颈椎管的进一步的急性创伤性刺激，会导致脊髓功能进一步加速恶化，四肢功能会更差，症状会更重。当然了，由于您只是轻微的平地摔倒，头也没有摔伤，颈部只是轻微的扭伤，因此您的症状恶化程度还不是很重、恶化速度也不是很快；如果这个时候，您受到一个比较大的外伤暴力，比如说摔倒后头部碰伤了，那么很有可能您会出现严重的颈脊髓损伤，您可能当时就站不起来了，那样，后果非常不好，有可能四肢瘫痪会持续很长时间，甚至终身瘫痪的！"

听到这里，老吴悄悄地双手合十，心里默念道："阿弥陀佛，看来我还真的很幸运啊！"

三、脊髓型颈椎病需要和脑血管意外相鉴别

"老吴啊！您现在是非常明确和典型的脊髓型颈椎病，但是还有一些神经内科疾病和脊髓型颈椎病的表现是比较类似的，需要鉴别开来。"张医生继续解释说道。

"是啊！一开始我还以为我得了脑血栓半身不遂了呢！神经内科医生说我不是他们的病，所以我才来找您的呀！"

"脑血栓是脑血管意外的一种，"张医生继续说道，"脑血管意外又称脑中风或者脑卒中，包括脑出血和脑梗死。一般起病急，患者可以表现为比较急迫的头晕、头痛，有时可以伴有呕吐，往往有一侧肢体的发麻和沉重感等；患者往往在早晨起床时突然觉得半身不听使唤、无力、不灵活、口眼歪斜、言语不清等。脑血管意外多数患者预后很差，病残率高，严重的脑血管意外可以导致患者直接死亡，是导致老年人死亡的三大死因之一。有很多世界名人都是直接死于脑血管意外的。而我们的脊髓型颈椎病通过手术治疗，往往都能获得很好的功能改善，比脑血管意外的预后好得多，所以您在神经内科排除了脑血管意外是很幸运的。"

听到这里，老吴心里一阵暗喜，又默默地念起了阿弥陀佛！

老吴半睁着眼睛暗自庆幸的时候，耳边又响起了张医生的声音。

"虽然脑血管意外和颈椎病都好发于老年人，而且都是出现肢体运动不灵活或者瘫痪的表现，两者在这个方面都有类似之处。"

"但是，脑血管意外和脊髓型颈椎病还是很好鉴别开来的。首先，脑血管意外发病快，而脊髓型颈椎病发病缓慢；其次，脑血管意外一般表现为偏瘫，也就是一侧肢体的瘫痪，还有对侧的面部歪斜，部分患者还有言语不清等表现；而脊髓型颈椎病是四肢都有麻木无力、活动不灵的症状。这些都是比较明显的区别，对于有经验的医生，通过详细的病史询问和查体，是很容易鉴别开来的。当然啦，最直接也是最后的鉴别手段是进行脑部和颈椎的核磁共振检查。"

四、脊髓型颈椎病需要和帕金森病相鉴别

张医生继续介绍道："还有一种和脊髓型颈椎病需要鉴别的疾病叫帕金森病。"

"帕金森病？这是个外国名字啊！"老吴接过话头问道。

"是的，"张医生继续解释道，"这是 1817 年英国医生帕金森在全世界首先描述了这个疾病，所以就用这位英国医生的名字来命名这个疾病了，医学中有很多病都是用首先描述这个疾病的医生名字来命名的。

"啊，扯远了！咱们还是说这个帕金森病吧。帕金森病常见于老年人，主要是由于脑部的神经组织退化所导致的。帕金森病又叫作震颤麻痹，顾名思义，患者常常出现四肢震颤、肌肉僵直、动作迟缓、四肢活动不灵活、口齿不清、思维迟钝、反应迟缓、睡眠障碍等表现。其症状表现和脊髓型颈椎病有类似的地方，需要进行鉴别。当然了，最直接的鉴别措施，也还是进行颈椎的核磁共振检查了。"

"嗯，我也有四肢运动不灵活、动作不协调的表现啊！"老吴回应道。

"您的表现和帕金森病，或者说震颤麻痹还是有很多不同的，最关键的是

您的颈椎核磁共振片上有非常明确的颈椎间盘突出、椎管狭窄、脊髓受压的影像表现。"张医生强调说，"您要是得了这个病，那么就应该在神经科治疗了。但据我所知，帕金森病预后不好，无法治愈，而且随着年龄的增加，疾病往往也逐渐进展恶化。而脊髓型颈椎病的预后要好得多，经过积极的手术治疗，绝大多数患者可以获得神经功能很好的改善，甚至能够恢复正常的学习、工作与生活。所以您得的是脊髓型颈椎病，而不是帕金森病，您是很幸运的。"

听了张医生的这些话，老吴心里又一阵暗喜。

张医生继续说道，"您知道吗？美国有位退役多年的拳王也患上了帕金森病，在 1996 年美国亚特兰大奥运会的开幕式上，他出现在火炬台上，那擎住火炬的手臂在不住地抖颤，头也不由自主地微颤，他当时并不是因为紧张，而是帕金森病导致的不由自主的全身颤抖。"张医生继续介绍说道。

"哦，原来如此，我知道他有病，但不知道是这个病。"老吴答道。

张医生继续说道，"帕金森病很常见，据报道，75 岁以上老人患有帕金森病的达到 10% 左右。很多名人都不幸患上了这个病。"

"帕金森病随着年龄的增长，病情都是越来越重。所以想一想，您没有得这个病应该是很幸运的。"

"是的，我不是帕金森病还真的是很幸运的。"老吴随声附和道。

五、脊髓型颈椎病需要和运动神经元病相鉴别

"除了刚才说的这两种病，还有一种疾病叫作运动神经元病，也需要和脊髓性颈椎病相鉴别。"张医生继续解释道，"运动神经元病又叫作肌萎缩侧索硬化。"老吴："这两个名字都很拗口啊。"

"是啊，这个病的名字不仅拗口，而且还是属于比较罕见的疾病，比脊髓型颈椎病少见多了。"张医生继续介绍说道，"这个病虽然比较罕见，但是它的早期表现和脊髓型颈椎病很相像，所以需要鉴别开来。"

"这个病的病因不明，目前也还没有有效的治疗手段，主要表现是出现

逐渐进展的全身肌肉萎缩、无力，而后慢慢出现吞咽困难，最后产生呼吸衰竭而死亡。在疾病早期，症状比较轻的时候，表现与脊髓性颈椎病相似，常常容易混淆；到了疾病的晚期，症状严重，特别是出现吞咽困难、呼吸衰竭的时候，与脊髓型颈椎病就比较容易鉴别了。"

"啊，最后会因为呼吸衰竭而死亡？我不会是这个病吧？"老吴狐疑起来。

"请放心吧，您的情况是不符合运动神经元病的表现的，"张医生安慰老吴道，"您不必过分紧张，您的颈椎核磁共振片上可以看到比较明确的椎间盘突出、椎管狭窄、脊髓受压的表现，而且还有脊髓受压后反应性的缺血、水肿的信号改变，这些都是诊断脊髓型颈椎病比较明确的指标。当然，如果高度怀疑运动神经元病，最终的确诊是需要肌电图检查的，运动神经元病在肌电图上有比较特征性的表现。"

"您这么说我就放心了，"老吴松了一口气。

"运动神经元病还有一个俗称叫作渐冻人症，前段时间刚刚去世的英国伟大物理学家，得的就是这个病。前些年很多世界科技界大腕儿、明星参加的冰桶挑战，就是为这个渐冻人症的研究治疗进行募捐的。""这么说来，我不是这个病也是更加幸运的喽！"听到这里，老吴不由得感到更加庆幸。

六、绝大多数的脊髓型颈椎病都需要手术治疗

"刚才您说的那几个需要和我的脊髓型颈椎病相鉴别的病，看起来都是非常严重的，基本上都属于不治之症了吧？谢天谢地，我还不是那些病，我还算幸运的了！可是，我的脊髓型颈椎病应当如何治疗呢？"老吴继续问道。

张医生："目前认为非手术的保守治疗对于脊髓型颈椎病是无效的，或者严格来说，对于绝大多数的脊髓型颈椎病采用保守治疗是没有效果的，大约95%的脊髓型颈椎病都应当及时采用手术治疗，而且效果良好。"

老吴不情愿地说道，"那么我也是那大多数必须做手术的患者吗？我能不能不做手术，而采用保守治疗呢？"

张医生："您的心情我非常理解，毕竟，大多数患者都不愿意手术。如

果脊髓型颈椎病采用保守的方法能够获得良好的效果，我们也不会建议患者做手术的。但是现在大量的临床经验和研究数据表明，绝大多数的脊髓型颈椎病保守或微创治疗是没有效果的，而且在保守治疗的过程中病情会逐渐进展恶化，症状越来越重，每况愈下；而手术治疗的效果反而相当好。手术治疗的效果跟手术时机关系非常密切，也就是说越早手术越能获得良好的效果；症状越轻的，也越能获得良好的效果。那些拖了很长时间，症状很重的患者，即使手术了，也难以获得良好的神经功能恢复，症状也难以获得满意的改善。因此，目前我们脊柱外科医生公认的意见是，对于绝大多数的脊髓性颈椎病，一经诊断都应当积极地早期采用手术治疗。"

"大约只有 5% 的患者可以采用非手术的保守治疗。对于极少数症状极其轻微的脊髓型颈椎病患者，如果只有极其轻微的肢体麻木，或者只是在快走或者跑步的时候才感到四肢稍稍有点运动不灵活的患者；或者发病时间很短，比方说出现症状半个月以内的脊髓型颈椎病患者，是可以在严密的观察下小心地采用保守治疗的。还有一些在保守观察期间症状没有进一步的加重、维持原样，或者症状稍有改善的脊髓型颈椎病患者，当然也可以继续保守观察治疗了。即使这些症状极其轻微的脊髓型颈椎病患者，在保守治疗期间也必须严密观察，一旦症状加重就应当尽快手术了。"

老吴沮丧的说道，"您说的这几条我一条都不符合，我现在已经三个多月了，症状已经很严重了，而且还越来越重，看来我是不能保守治疗了，得赶快做手术了。"

张医生继续说道，"您这个情况是比较严重了，是应当尽早手术了。"

"当然了，在脊髓型颈椎病的早期、手术前的准备时期及手术后的康复时期，采取诸如卧床休息、中西药物治疗、颈围领颈部制动、理疗等非手术的治疗方法也是有帮助的。这些非手术疗法可能可以缓解颈项部的疼痛僵硬症状，对于术后康复的患者，有利于功能的恢复以及缓解手术部位的疼痛、麻木、僵硬等局部症状。"

"一般认为脊髓型颈椎病禁忌推拿、按摩及手法正骨治疗。我们在临床上可以见到，有相当一部分脊髓型颈椎病患者，因接受推拿按摩治疗，特别是重手法的颈部推拿治疗后，患者症状加重以致四肢完全瘫痪，即使接受手术治疗也难以恢复到比较良好的状态。"

第**10**章

DELE JINGXIANGJI JINMOYAN
ZENMEBAN

得了颈项肌筋膜炎
怎么办

一、颈型颈椎病、颈项肌筋膜炎，还有落枕是怎么回事

28 岁的小胡是办公室一族，平时工作也忙，上班的时候也是坐在公司的格子间里天天盯着看电脑。时间长了，也时不时感觉到脖子有些酸痛、僵硬、不舒服，还有疲乏无力的感觉，有时候感到脖子似乎有点支撑不住脑袋。出现这些感觉的时候，小胡自己捏捏脖子，舒展舒展胳膊，有时候也站起来走一走，干点别的事情，比方去打开水，上厕所，脖子不舒服的感觉也就过去了。

夏天天气热，晚上小胡在家里的电脑上加班，睡觉的时候开着空调睡了。

早晨起床的时候，小胡发现脖子疼痛、僵硬，可是还得上班呀！来到单位后，小胡发现脖子疼痛越来越重，到了下午，脖子还越来越僵硬，不能向后仰伸，不能向左侧转头，头只能向右侧一个方向偏斜才能舒服一点，脖子也只能僵硬着，向各个方向的活动都比较困难，脖子一动都会诱发剧烈的疼痛，要转头的时候，也只能整个身子转过去。

晚上回到家里，小胡的脖子还是疼痛，僵硬；坐卧不宁，靠在沙发上，把头放在一个相对合适的位置，脖子的疼痛会好一些；晚上躺在床上睡觉的时候，枕头放在什么位置都不舒服，脖子都是一直疼痛难受，辗转反侧、夜不能寐。

整个晚上，小胡都是在疼痛中煎熬着过来的。

天亮后，小胡脖子的疼痛僵硬比昨天重多了，早晨刷牙的时候，一晃动牙刷脖子都疼；洗脸的时候，用毛巾一擦脸，也会使脖子疼痛难受。

看来是不能上班了，小胡给领导打了电话，就匆匆来到医院，来到骨科张医生的诊室。

"张医生，我落枕了！"小胡痛苦地向张医生说道，"您看，我脖子疼得厉害，一动就更疼了。"

张医生仔细询问了小胡的症状和经过，在小胡的颈项肩背部轻轻按了按，又轻轻动了动小胡的脖子。

小胡叫道："啊！疼！疼！"

张医生耐心地给小胡说道："是的，您这是落枕了。不过'落枕'是民间说法。规范的疾病名称应该是急性颈项部肌筋膜炎。"

"急性颈项部肌筋膜炎？太拗口了，还是不如'落枕'这个名称简单明了啊！"

"嗯，不过还是应该使用规范的学术名称。"张医生慢慢解释道，"'肌筋膜炎'显示是在肌筋膜发生的无菌性炎症，'颈项部'反映出病变的部位在您的脖子，而'急性'显示是急性发作"。

急性颈项部的肌筋膜炎的发病很多和睡眠有关，如夜间睡眠姿势不良、头颈长时间处于过度偏转的位置；或因睡眠时枕头不合适，枕头过高、过低或过硬，使头颈处于过伸或过屈状态，都可以引起颈部一侧肌肉紧张，而出现肌筋膜的无菌性炎症反应；其他还有的原因就是颈项部扭伤后，颈项部的肌肉筋膜韧带损伤后出现的局部无菌性炎症。从这个意义上来说，'落枕'这个民间的称呼只是说出了颈项部急性肌筋膜炎的一个原因而已。

"除了急性的肌筋膜炎，还有慢性的肌筋膜炎。由于在急性期没有得到彻底的治疗而转入慢性，或者由于患病部位反复的劳损、风寒等不良刺激，可以反复出现持续或者间断的慢性项背肌肌肉疼痛、酸软无力等症状，受伤、劳累及受凉后症状可以加重；而适当的休息、自己稍稍揉一揉颈项部的肌肉，或者做热敷，症状可以有一定程度的缓解。临床上又被称为慢性项背肌筋膜炎，或者慢性项背肌劳损。慢性期患者的症状没有急性期那么严重，但是长期反复发作的颈部酸痛，可以给患者的学习工作及生活带来明显的不良影响，导致患者工作效率下降，严重者难以坚持正常工作。"

"这么说来，我以前的那些长时间盯着电脑后出现的脖子酸痛僵硬不舒服、疲乏无力、脖子似乎有点支撑不住脑袋的症状，其实就是慢性肌筋膜炎的表现咯？"小胡接过话来。

"是的，非常正确，"张医生夸起了小胡，"另外，肌筋膜炎除了可以发生在颈项部，也常常发生在胸背部和腰背部，大家常说的腰肌劳损其实就是慢性的腰背肌筋膜炎，有些腰扭伤或者腰部'岔气'以后出现的急性腰痛，实际上就是急性腰部肌筋膜炎。"

"所以从这个意义上来说，单单一个'落枕'的民间称呼，过于片面，过于简单。"

"不过，对于我们老百姓来说，用'落枕'这个民间的名称来描述和称呼您说的这个什么……急性……颈项肌……筋膜炎，也没什么不可以的吧。反正大家一说'落枕'这个词儿，都应该知道是怎么回事儿吧！"小胡还是坚持自己的观点。

"专业名称拗口，老百姓听不大懂，但是准确，不容易混淆。我们专业医生之间的交流是必须使用专业的语言的。但是和老百姓交流嘛，就需要用老百姓听得懂的语言了。"张医生无奈地摊开双手。

二、颈项肌筋膜炎如何治疗

"那我这个急性……颈项肌……筋膜炎应该如何治疗呢？"小胡问道。

"您这个急性颈项肌筋膜炎，肯定是采用保守治疗了，肯定是不能做手术的啦！"张医生回答道，"这和一般的神经根型颈椎病、交感型颈椎病的保守治疗原则是一样的，治疗的方法也是类似的。

"从治疗上，首先也是应当注意多休息，最好能够多躺一躺；最好能戴一个颈围领，限制颈椎的活动；减少工作，减少运动，特别是避免剧烈运动。避免劳累、受伤和受凉。"

"其次，还应当加用非甾体类的抗炎镇痛药，以达到尽快镇痛的效果。"

"除了这些，我还可以用些其他的什么药，可以帮助我有效地缓解疼痛僵硬的症状呢？"小胡追问道。

"嗯，我也正要给您开些其他的药呢，"张医生在电脑前忙着准备给小胡开药，"由于疼痛可以引起颈项肩背部肌肉反应性的痉挛，而这种肌肉痉挛可以进一步加重疼痛。像您这样肌筋膜炎所引起的疼痛－痉挛、痉挛－疼痛是互为因果的关系，这也是一个恶性循环的过程。"

"是啊，"小胡不由得叫了起来，"您看我这脖子，一阵儿疼痛，一阵儿紧张僵硬，我现在头都转不过来。"

"是啊，所以我还要给您开一些肌肉松弛药，"张医生继续说道，"肌肉松弛药能够有效缓解肌肉的紧张僵硬状态，对于缓解疼痛有辅助的作用，可以增强镇痛药的镇痛效果，打破疼痛－痉挛、痉挛－疼痛的恶性循环。常用的药物有乙哌立松、氯唑沙宗、巴氯芬、卡马西平，还有氯美扎酮等。"

"嗯，我估计您这个肌肉松弛药对我也应该是非常重要的，效果也应该是非常明显的了。"小胡很高兴地说道。

张医生继续说道："除了口服的非甾体类抗炎镇痛药和肌肉松弛药，您还可以用一些外用的药。"

小胡答道，"好啊好啊，外用药好！"

张医生："局部使用的外用药，具有局部的抗炎、镇痛、活血化瘀等作用，对于缓解颈椎病患者的颈肩背部疼痛，还有其他原因导致的颈项疼痛都有良好的效果，对于其他的骨关节的疼痛也效果良好。外用药能迅速渗透肌肤，穿透皮肤到达皮下三四毫米处，可以直达病变部位，主要作用于局部，用药量少，使用方便，对胃肠道及肝肾等内脏器官的不良反应少，可以较长时间地持续用药。对于颈部疼痛较严重的患者，局部外用药与其他的各种治疗方法，特别是和口服抗炎镇痛药治疗联合使用，可以减少口服非甾体抗炎镇痛药的使用量和使用时间，从而减少其不良反应，增强疗效，达到事半功倍之效。"

"目前使用的局部外用药物主要有擦剂、贴的膏药，还有喷剂等各种剂型，使用方便，患者可以根据自己的情况或医生的建议正确选用。"

"那太好了！"小胡说道。

张医生说："使用外用药的时候需要注意的一点就是，一般情况下使用外用药是哪里疼就往哪里贴、或擦或涂抹，在一般情况下，如跌打损伤、肌肉酸痛、关节疼痛等，往往疼痛的部位就是局部病变以及无菌性炎症所在的部位，所以在多数情况下外用药哪里疼就往哪里贴，或擦或涂抹的方法是可以奏效的。"

"但对于颈椎病来说这种简单的用法往往不一定能奏效。一般来说，对于颈椎病的颈、肩、背部疼痛，用这种方法是可以的，但神经根型颈椎病引起的上肢放射性疼痛，还有脊髓型颈椎病引起的四肢疼痛，其病变部位并不在上肢或四肢疼痛的地方，而在颈神经根或者颈脊髓，因此简单地在疼痛的肢体使用外用药往往不能奏效。"

"一般来说，局部有压痛的部位才是有炎症病变的部位，外用药在这个部位才能产生它应有的作用。而神经根型颈椎病，由于上肢放射疼痛的部位并不是病变的所在部位，如果患者把外用药用在了这些位置，是不会有效的。同样，脊髓型颈椎病四肢疼痛的患者，在四肢使用外用药也是不会有效果的。"

"简单的使用方法是，准备使用外用药的时候，应该由自己或者由家人按压一下疼痛的部位，找出是否有压痛，只有在有压痛的部位使用外用药才会有消炎、消肿、镇痛的效果。同时使用外用药的时候，如果加用局部的热敷、红外线照射等，由于局部毛细血管扩张、血液循环加快，可以增加外用药的吸收，加强疗效。"

小胡按了按自己的脖子和肩部，说道："我的脖子后边中间，还有肩背部这些地方按下去都是疼的，那么我贴的膏药或者抹的药用到这些地方都是可以的吧？"

"是的，可以的。"张医生肯定地回答道。

第**11**章

关于颈椎的康复保健、日常生活与运动

一、颈椎病是可以预防的

经过一段时间认真的保守治疗，宋教授的症状完全消失，已经痊愈了。今天宋教授特地来对张医生表示感谢。

宋教授问道："张医生，我以后还有什么注意事项吗？"

张医生："当然有很多的注意事项了！"

"您现在症状虽然已经完全消除，已经属于痊愈了，但以前我和您讲过，颈椎病保守治疗痊愈后也易于复发。"

"像您这样得了颈椎病没做手术，通过保守治疗也获得痊愈的患者；还有那些通过微创治疗，症状完全缓解而获得痊愈的颈椎病患者；这两类人，如果以后在日常工作和生活中不注意保养，症状也是有可能会复发的。还有那些经常容易反复出现脖子酸痛的人；还包括那些长期低头伏案工作的人，如果在日常工作和生活中不注意保养，也比较容易出现颈椎病的症状，这些，我们都可以统称为颈椎病的高危人群。"

"由于现代生活和工作节奏的加快，颈椎所受的负担也不可避免地增加。现代人颈椎退变的速度可能也比以往要加快很多吧，颈椎病的发病率也可能比以往要高出不少。"

"对于颈椎病的高危人群来说，如果平时不注意对颈椎的保护性使用，不注重颈部的休息，活动过度，颈椎长年累月负荷过重，过于疲劳，颈部反复受到外伤，常常受到寒冷的刺激等，则会加重颈椎的退变和劳损，甚至迅速招致颈椎病临床症状的出现。"

"不过，只要我们注意对颈椎的认真保养，精心呵护，延缓颈椎的退变进程也不是没有可能的。平常对颈部的保健和精心呵护，注意工作时颈部的姿势，注意颈部的休息，防止颈部受伤受寒等措施，可以防止和减缓颈椎的劳损，有效延缓颈椎退变的进程；同时可以防止和减少由于颈椎劳损、退变所导致的颈肩臂痛等颈椎病的症状。对于颈椎病的高危人群，平时对颈椎进行认真的保养，也有助于防止出现颈椎病的症状。对于您这样从颈椎病中痊愈的患者，也有助于防止症状的复发。"

"颈椎的退变与颈椎病症状的出现，与长时间低头伏案工作可能有一定的关系。每天都要长时间伏案书写、阅读、打字、绘图、操作计算机或进行其他手工操作的人员，可能成为颈椎病的高发人群。因此说，伏案工作者更须注意预防颈椎病。"

"现代社会，长期看电脑，打游戏，打麻将，哦，对了，还有长期看手机，也和您刚才说的长期伏案低头工作一样，对颈椎也是长时间的严重考验吧！"宋教授说道。

"是的，这些都会使颈椎长期处于紧张僵硬状态，都可能加重加速颈椎的退变，"张医生继续说道，"虽然我们对颈椎的退变老化甚至劳损的过程无法抗拒，但颈椎病是可以预防和治疗的，颈椎退变老化所产生的临床症状也是可以预防的。合理的预防保健措施，可以延缓或推迟颈椎的退变老化过程，同时减少出现颈椎病症状的可能性。"

"张医生，按照您的说法，我本来就属于颈椎病的高危人群。现在我又刚刚从颈椎病保守治疗中获得痊愈，看来，对我来说对颈椎病的预防更加重要了，否则就更加容易复发了。"宋教授有点沮丧。

二、生活工作中要注意对颈椎的保护

"那对于我们这些长期低头工作的人，具体应该怎样注意加强对颈椎的保养呢？"宋教授问道。

张医生回答道："平时应当进行生活和工作方式的适当改变和调整，在日常生活与工作中进行适当的预防，注意避免一些不良因素的刺激，往往能收到事半功倍的效果，能够有效预防颈椎病的发生。"

"首先，在工作中要注意颈部的姿势。伏案工作者在工作的大多数时间里都是让颈椎处于低头状态，而低头工作时颈椎间盘内的压力最大，头颈竖直时颈椎间盘内的压力比较小，卧床时椎间盘内的压力最小，因此长期伏案工作者容易得颈椎病。在伏案工作时，尽可能选用前高后低的倾斜式桌面，可以减少伏案时头颈前屈的程度。"

宋教授补充说道："我们编辑部的办公桌就是这样前高后低的倾斜式桌面，这样我们从事文字工作的人就可以减少低头了。"

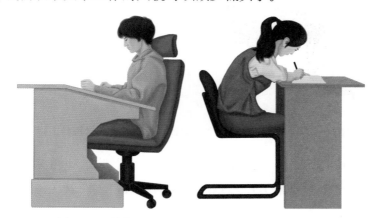

图 11-1   前高后低的倾斜式桌面和普通桌面的比较

张医生继续说道："还有，进行长时间绘图设计的工作人员，他们的工作台面也应该用那种前高后低的倾斜桌面。"

"长时间在电脑前工作的人员，电脑、桌子和椅子的高度应当注意配合好。应当使用那种高度可以调节的老板椅，带有扶手和靠背；同时还应该有一个可以靠头的头枕，长时间看电脑累了以后，头部可以靠上去稍稍休息；键盘和电脑的高度适当要低一些。总之，要使您长时间使用电脑的时候不至于容易疲劳。"

"在读书的时候，使用有一定倾斜角度的读书阅读架，与桌面呈 30°～60° 角，将书本放在上面阅读；或者将书报拿起来，与桌面呈适当的倾斜角度来阅读，这样也可以减少低头的程度；还可以将头靠在沙发上或椅子背上，手拿书报进行阅读，这样，读书的时候，颈项部的肌肉基本没有什么负担。另外，躺在床上，仰卧或侧卧的时候，手拿书报进行阅读，可能不利于眼部的健康，但对于颈项部的休息是有益的，既念了书，又使颈部得到了充分的休息。因此，是否应当躺在床上看书，应根据个人情况而定。但是，趴在床上看书，既不利于眼部的健康，又使头部悬空，颈部肌肉长时间地紧张，颈部的负担比一般的低头工作还要重得多，应当避免。"

171

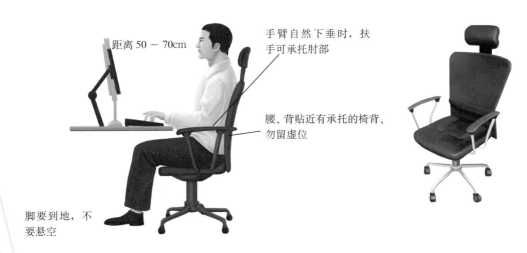

距离 50 ～ 70cm

手臂自然下垂时，扶手可承托肘部

腰、背贴近有承托的椅背、勿留虚位

脚要到地，不要悬空

图 11-2　电脑前工作的坐姿（应该坐在高靠背的老板椅上）

　　"工间操也是一种有效的预防手段，尤其是上肢运动和头颈部运动。但一旦患了颈椎病，特别是有严重颈项疼痛的患者，可能就应该多休息了，再进行工间操可能就不大适合了。"

　　"其次，应该纠正不良的工作和生活习惯，注意休息，注意劳逸结合，减少颈部的过度疲劳。不可以长时间低头工作，不可长时间看书、看电脑、看手机、打游戏、打麻将等。"

　　"不可以长时间看电视，在较小的房间内，最好不要将电视机放在较高的五斗橱上。这样如坐在凳子或椅子上看电视时，头颈向后仰，对颈椎是不利的。如果主要是坐在凳子或椅子上看电视时，电视机应该放在比平视线略低的水平，最好在脚下放一个高 10 ～ 15 厘米的垫脚凳，这样有助于放松颈项部肌肉，从而起到较好的作用；如果主要是坐在沙发上看电视时，应以双眼平视，或者略后仰 5°～ 10°为好，也可以在脚下放一个适当高度的垫脚凳，最好是那种头枕部能有所依靠的带高靠枕的沙发，脖子后面还可以放一个小靠枕，当腰骶部和双下肢放松的同时，同时头颈部也可以得到充分休息；另外，也不要半躺在床头，屈颈斜枕枕头观看电视，这样，颈部过分前屈，将使颈椎间盘处于不正常的高压力状态，颈项部肌肉也处于紧张状态，可能会加速颈椎间盘的退变。此外，在日常生活中，也应注意颈部的姿势，注意尽量让颈项部的肌肉处于放松状态，而不是让颈部处于紧张状态。"

　　"其实，现在更多的人长时间低头看手机，这是不是对颈椎更不好啊？"

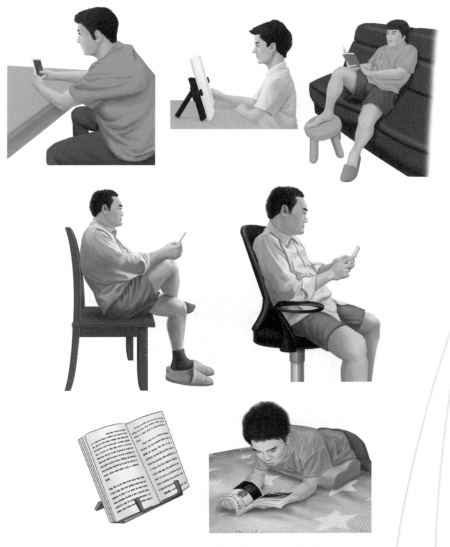

图 11-3　日常生活中正确的姿势

宋教授问道。

　　"是啊！现代生活中，我们已经离不开手机了，大家看手机的时间也越来越多了。"张医生感慨道，"如果我们骨科医生呼吁大家不看手机、少看手机这是不现实的，不用或少用手机也容易与现实脱节，关键是我们看手机的时候如何减少对健康的损害。"

　　"看手机的时候，手机的高度不要太低，最好只是稍稍低于眼睛的位置，这样我们看手机的时候不至于太过低头。比方说，坐在凳子或椅子上看手机的时候，如果前面有桌子，应该双手拿着手机，最好双手或者双前臂、双肘部放在桌子上，让手机斜着立起来看；如果前面没有桌子，比方说在车站或机场的候车室或登机口，坐在椅子上等火车、等飞机的时候，我们大家不免是要看手机的，这个时候最好不要把两个胳膊肘撑在膝盖上，也不要双手捧着手机放到两个膝盖之间，手机拿到膝盖一样高的位置，这样的话使劲低头长时间看手机，会让颈部的肌肉长时间紧张，容易疲劳酸痛；最好应该把手机举高一点，或者把胳膊肘放到椅子扶手上，把手机举高了看，这样能够减少颈椎屈曲，减少低头对颈椎的压力。还有，大家也不要趴在床上看手机，这样也会让颈部的肌肉长时间紧张，也容易疲劳酸痛。"

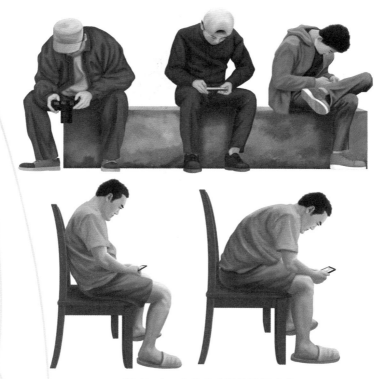

图 11-4　看书看手机的错误姿势

错误姿势：过度低头，颈部过度弯曲，颈部肌肉紧张痉挛，颈椎间盘内压力增大。
正确姿势：如果前面有桌子，应该双手拿着手机，最好双手或者双前臂、双肘部放在桌子上，让手机斜着立起来看。最好应该把手机举高一点，或者把胳膊肘放到椅子扶手上把手机举高了看。这样能够减少颈椎屈曲，减少低头对颈椎的压力（见图 11-3）

宋教授回答道:"是啊,您说得太对了,像您刚才说的那两种不良的姿势,低着头看手机时间长了,真的是脖子很使劲儿,容易酸痛难受。"

"除了刚才所说的看书、看电脑、看电视、看手机的姿势以外,"张医生继续说道,"还真得是尽量减少长时间低头伏案工作的时间。长时间伏案低头工作者,更应该定时改变头颈部的位置,伏案工作不宜一次持续很长时间。每工作一段时间,比方说不妨每隔半小时或 1 小时左右,应当略事休息,定时抬起头并向四周各方向适当地轻轻活动颈部,抬头让双眼远视,同时头颈略向后仰 1 ~ 2 分钟,或将头枕靠在椅背上,也可以自己用双手牵伸脖子,轻轻按摩颈部肌肉,可以促进局部血液循环,缓解肌肉痉挛和疼痛。这样不会老是让颈椎处于弯曲状态,既可以消除双眼疲劳;又可以使颈椎前屈的姿势得以解放片刻,使椎间隙内的高压状态得到缓解;还可以缓解颈部肌肉的紧张疲劳,有助于局部血液循环的改善。

"长时间持续低头工作,则难以使颈椎椎间隙内的高压在短时间内得到有效的缓解,这样会加重加快颈椎的退变。"

"对于我们长期伏案工作人员来说,当我们的辛勤劳动为国家创造巨大财富,为自己带来美好的未来生活的同时,也千万要注意保护自己的'本钱'啊!特别要警惕会给我们带来种种'苦难'的颈椎病,留得青山在,不怕没柴烧,防患于未然,才会使我们的明天更美好、更灿烂啊!"

三、选择健康舒适的枕头很重要

"张医生,对于我这样得过颈椎病的人来说,选一个好的枕头应该非常重要吧!我们应该如何选择适合自己的健康舒适的好枕头呢?"宋教授问道。

"您说得对,不过除了像您这样得过颈椎病已经痊愈的患者,"张医生说道,"啊不,您现在已经不能称作患者了,已经属于正常人了。其实对于正常人来说,选择一个适合自己的健康的好枕头,也真的是非常重要的。"

"俗话说'站有站相,坐有坐相,也应该睡有睡相的',我们人的一生大约 1/3 的时间是在床上睡眠中度过的。因此，选择正确的枕头，对于确保正确的睡眠姿势，提高睡眠质量，以及颈椎的保健和养护至关重要。"

"您可能用过不少枕头了，但并不是所有的枕头都符合健康的要求。许多人可能根本意识不到枕头会有什么问题，也不会在选择枕头上下很多工夫，不少人的枕头要么过硬，要么过软；要么很高，要么很矮；有的填着棉花，有的是海绵，有的还塞着衣服。想一想看，整整一个晚上那么长的时间里把脑袋枕在一个极不舒服的位置上，颈部和肩部的肌肉该多么紧张啊！"

"太……，太那个了吧！枕头里边有还塞着衣服的？不过，面对市场上那么多的枕头，我们应该如何选择呢？"宋教授迫不及待地问了起来。

张医生继续说道："枕头的选择，主要从枕头的形状、枕头的高度还有枕头的枕芯三个方面进行考虑。"

宋教授："还有这么多的要求啊！挺复杂的啊！"

张医生："其实不复杂，等我讲完了，您就会觉得很简单了。"

"我们首先来看枕头的形状。我记得第一天您到我这里来的时候，我就给您讲过，从侧面看，我们人体的颈椎有一个前凸的弧度。"

"啊，我记得，那是我们颈椎的生理性前凸。"宋编辑顺手指着张医生桌上的人体脊柱标本说道。

"是的，这个颈椎的生理性前凸啊，"张医生继续说道，"就是说颈椎在这种轻微前凸的姿势状态下，颈部的肌肉是大致处于平衡和放松状态下的，颈椎的椎间盘和韧带关节也处于平衡状态，所受到的压力负荷是最小的。"

"我们在睡眠状态下，如果颈椎也能保持这种生理性前凸姿势的话，那么颈部的肌肉、韧带、椎间盘和关节所受到的各种应力也大致是处于平衡和放松状态的，颈椎各个部分也是能够得到充分休息的。"

"但是，如果枕头选择不合适，使我们的颈椎在睡眠时不能持续保持这种生理性前凸的姿势，那么颈椎的肌肉、韧带、椎间盘、关节等各个部分有可能出现持续的紧张、痉挛，甚至受到刺激或者损伤。可能使人在睡眠时也感到颈部不适，辗转反侧难以入眠，第二天早晨仍可能感到颈部酸胀、疼痛、无力、不适等。长期的睡眠姿势不好会诱发或者加重颈肩部疼痛，也许颈椎病的病根就是这么落下的。"

"说不定我以前的枕头不合适，和我的颈椎病还真的有一定的关系呀。所以应该选择那种使我们夜间睡觉的时候，也能维持颈椎处于这个生理性前凸姿势的枕头是最好的了。"宋教授指着自己的后脑勺说："我们脑袋后边还有这么一个硕大的后脑勺儿，我觉得好的、健康的枕头，是应该能够容纳我们这个向后凸起的硕大的后脑勺儿，同时把我们的脖子后面托起来的吧？这样才能使我们的颈椎保持这种生理性前凸吧？"

张医生从抽屉里拿出一些枕头的图片，"是的，您说得很正确的。您看，这种像波浪形的枕头，中间的这个凹陷，刚好能够容纳我们脑袋后边的后脑勺儿，这最符合颈椎生理性前凸的曲线了，对颈项部有良好的支撑作用。无论人在仰卧还是侧卧的时候，都可以保证人的颈椎从侧面看能维持颈椎的生理曲度，从正面看颈椎不被扭曲，使颈椎的肌肉、韧带、椎间盘和关节真正处于比较放松的状态。"

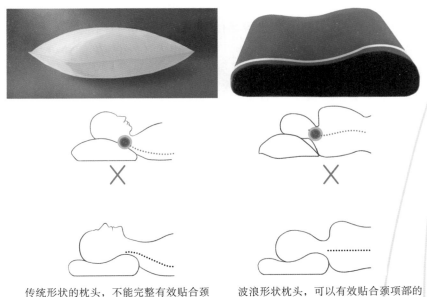

传统形状的枕头，不能完整有效贴合颈项部的生理曲线，睡眠后容易导致颈颈项部肌肉紧张，颈项部酸痛不适。

波浪形状枕头，可以有效贴合颈项部的生理曲线，睡眠时颈项部肌肉放松，充分休息。

图 11-5　波浪形的枕头、传统的枕头的形状和使用

"这种是传统的枕头，中间高、四周低，无论人在仰卧还是侧卧的时候，颈项部都是悬空的，颈椎易于扭曲，颈椎的肌肉、韧带、椎间盘和关节无法处于放松休息状态，早晨起来后容易落枕，或者肌肉酸痛疲乏。"

"嗯，我感觉您说的这种波浪形状的枕头，应当是不错的。"宋教授仔细地研究起张医生手里拿的枕头的图片。

张医生继续介绍道："除了形状以外，另一个选择健康枕头的依据就是枕头的高度了。枕头高度的选择因人而异，主要根据人的习惯、性别和年龄来决定，以舒适为度，并无统一之规。"

"枕头过高或者过低都是不合适的。

"正常人睡高枕，无论是仰卧还是侧卧，都容易使颈椎过度扭曲，使颈部某些局部肌肉过度紧张。久而久之，颈部肌肉就会发生劳损、痉挛，加速椎间盘的变性和退变，并促使骨刺形成、颈椎不稳定等。天长日久，很容易使颈部神经根、脊髓、交感神经受到刺激或压迫，并出现相应的临床症状，这样就得了颈椎病了。从这一点来说，高枕不是无忧，而是可能有隐忧的了。"

"枕头过低，同样也会使颈椎曲度过度前凸，还会让人感觉头枕部和颈项部没有支撑，没着没落的，也容易使人的颈项部的肌肉酸痛不舒服。同时，因头部的静脉无瓣膜，睡低枕头时，重力可以使脑内静脉回流变慢，动脉供血相对增加，从而出现头胀、烦躁、失眠等不适症状。"

"从习惯上来讲，有人喜欢侧卧，有人喜欢仰卧。由于仰卧的时候，需要考虑肩膀的宽度问题，所以喜欢侧卧的人，可能应当选择高一点的枕头；而喜欢仰卧的人，可以选择稍稍低一点的枕头。肩宽体胖者枕头可以略高一些，而瘦小的人则可以稍低一点。"

"此外，男女对枕头高度的要求也是不同的。一般男性肩膀宽一些，背部的肌肉也更发达一些，因此如果是男性使用枕头，无论是仰卧还是侧卧，枕头都应当比女性要高一些。"

"还有年龄的因素，一般随着年龄的增长，人越来越'罗锅'，越来越驼背，老人仰卧的时候颈项部距离床面的高度就更远一些。因此，老人应当比年轻人选择稍高一点的枕头。"

"然后，就是枕头的枕芯，也就是枕头里边的填充材料的选择了。"

"目前常用的枕头里面的填充材料，有最传统的荞麦皮的，还有就是高级一些的羽绒、人造纤维或者说腈纶棉的，以及天然乳胶等几种类型。"

"荞麦皮是最传统的枕芯材料了，它的优点是可塑性好。用拳头往中间一压，就可以出现适合我们后脑勺儿以及颈椎生理前凸的那种波浪形状来，还有高度可以调节。仰卧的时候用拳头把枕头压低一些，侧卧的时候可以把枕头搓起来高一些。基本上适合所有人，适合所有对枕头高度有不同要求的人，而且价格很便宜。缺点是比较硬，而且在翻身的时候容易有响声，对于某些神经衰弱、睡眠障碍、失眠的人可能影响入睡；还有就是看上去外观不大好看，显得很土气。"

宋教授说道："是啊，我们家以前用的大概就是您说的这种荞麦皮的枕头，后来搬新家的时候，觉得老气，都给淘汰了。"

张医生继续说道："还有就是比较高档的羽绒枕芯了，它是用长在鹅、鸭胸部下面起防寒作用的柔软绒毛制成的，在显微镜下看，每根绒丝都是三角形的骨架结构，能随气温的变化而自然地收缩膨胀，从而产生调温、调湿功能，透气性好，可以给人体提供干爽舒适的小环境。三角形结构还可以使羽绒吸收大量空气，羽绒枕便因此有了其他枕头难以比拟的蓬松度。另外，羽绒纤维有强力的回复弹力，使用一段时间后用力拍打，就可以恢复蓬松原状。但羽绒枕价格比较贵，目前市场上出现了一些低含绒量的羽绒枕，价格较低，性能也还不错，使普通工薪族也能感受羽绒枕特有的蓬松舒适感。"

"另外就是人造纤维的枕芯了，它的优点是轻软、蓬松、弹性好，而且价格比羽绒枕便宜许多。但由于它实际上是人工合成的化纤材质，透气性较差。不过，科技的发展很快弥补了人造纤维的这一缺憾，在人造纤维的内部贯穿一条至数条孔道，这就是人造中空纤维枕，从而使每根纤维内能够储藏更多的空气，以此制成的枕芯便具有了更好的弹性及透气性，同时还具有易于清洗、防霉防虫等优点。"

"羽绒枕芯、人造纤维都有柔软、轻巧、弹性好、外观漂亮的优点。缺点是它们都是那种中间高四周低的传统形状，而且形状高度固定，不大契合人体颈项背部以及后脑勺的外形，并不能很好地维持颈椎的生理性前凸。我个人觉得羽绒的、还有人造纤维的枕头，做成抱枕是最好的了，也是最舒适的了。而作为睡觉用的头枕，可能要差一些。"

宋教授："我还以为这些高档的枕头都是很好的呢，原来也有这些问题啊！不过我家的沙发上，还有车里用的大概就是这种人造纤维的抱枕。"

张医生："还有一种慢回弹记忆棉枕芯，优点是也能够制成适合人体颈项部和头枕部外形的波浪形状，能很好地贴合颈项部以及后脑勺的外形。弹性好，柔软，外观漂亮、豪华大气上档次，受压后能很好变形。去除压力后不是立即变回原形，而是经过 2 ～ 12 秒的时间缓慢回弹，逐渐恢复原形，能够很好地吸收颈项部的压力，从而将颈项部调整到最舒适的姿势状态。缺点是其主要成分为人工合成的聚氨酯和聚醚，由于是人工合成材料，物理性能不大稳定，容易氧化而发黄并释放有毒物质，尤其是接触紫外线的时候，氧化过程加快并且可能释放异味。"

"最后就是这种天然乳胶做枕芯的枕头了，它是采用天然乳胶经发泡工艺一次成型而制成的。这种枕芯由于是纯天然的材质，不同于其他人工合成的泡沫、海绵类的材料，无毒无味，对人体无不良影响。而且，乳胶整体一块的构造免除了细小纤维对人体的干扰，特别适合对纤维过敏者及哮喘患者使用。另外，经发泡处理的乳胶枕芯透气性好，无闷热滞重之感。还有，特殊的加工过程使乳胶枕可以根据颈椎的特点制造不同形状的枕头。当然也能够制出适合人体颈项部和头枕部外形的波浪形状，能很好地贴合颈项部以及后脑勺的外形，弹性好、柔软、外观漂亮。但由于材质因素，乳胶枕的价格较其他品种的枕头贵一些。选择乳胶枕时，要注意目前市场上关于乳胶枕的叫法有些混乱，一些人工合成的泡沫、海绵枕也被称为乳胶枕，购买时应询问清楚。"

宋教授："张医生，您讲得太好了，对于我以后选择一款真正适合我的舒适健康的枕头真的是太重要了，嗯，我也要转告给身边的朋友们。"

四、颈椎病高危人群正确的颈部锻炼方法

"张医生，像我这种情况，现在颈椎病的症状已经完全好了，也已经属于痊愈了，以后如果我要参加体育锻炼，有什么忠告吗？"宋教授继续追问道。

"哦，您的问题比较具有代表性。"张医生回答道，"像您这样曾经得过颈椎病的人，经过保守治疗痊愈以后，还有复发的可能，应该属于颈椎病的高危人群，以后进行体育锻炼，的确是有一些注意事项。"

"您通过保守治疗症状已经完全消失，颈椎病就算是获得了痊愈，但是至少颈椎的椎间盘突出，或者骨刺还留在那里，和脊髓和神经根也还保持着非

常密切的关系，颈椎局部的稳定性也还比较差。在受到轻微的损伤，持续的劳累、劳损、受凉等不良因素的刺激下，还容易诱发局部的无菌性炎症、充血肿胀反应，从而导致颈椎病症状的复发。因此，平常需要好好呵护，进行良好的保养。在运动锻炼的时候，也应当注意，如果锻炼过度，导致局部的损伤和劳损加重，可能会适得其反，可能会诱发症状的复发。这个注意事项也同样适合那些通过微创治疗后痊愈的颈椎病患者。"

"颈椎病高危人群的身体锻炼和体育运动，大概应该分为颈项部的局部锻炼和全身锻炼两个方面。"

"颈项部的局部锻炼是指颈项部肌肉的锻炼，可以改善颈项部的局部血液循环、缓解肌肉紧张、解除疲劳，可以调整颈椎和周围软组织的关系；增强肌肉、韧带、关节囊等组织的力量和弹性，加强颈项部肌肉的力量、增强颈椎的稳定性，可以减缓颈椎的劳损，可能可以延缓颈椎退变的过程；还可以缓解骨刺等各种静态的压迫因素以及颈椎不稳定因素对脊髓、神经根、交感神经的不良刺激，达到防止症状再次出现、防止疾病复发的目的。颈项部肌肉锻炼的方法主要包括颈椎的头手对抗、在床上的五点支撑和'小燕飞'等。这种锻炼应该舒缓适度，速度不宜过快，持续时间及强度不宜过大，否则容易加重症状。"

宋教授问道："有人说，脖子痛有颈椎病就必须甩脖子，必须每天使劲儿练习甩脖子，往左甩 20 下再往右甩 20 下，用力活动脖子，可以把颈椎的骨刺给磨下去。颈椎的骨刺能够磨下去吗？我在公园里也看见有老人站在那里使劲地甩脖子，使劲地晃脖子，这样做对吗？"

张医生："这当然是非常错误的，对颈椎有百害而无一利，结果往往会适得其反。前面已经谈过，颈椎病是由于椎间盘的退变所导致的，退变以后的颈椎间盘更处于脆弱状态，应该好好休养，不宜过多活动。如果这个时候过度甩脖子，反而会加重这种椎间盘的损伤，加重颈椎的不稳定，加重颈椎局部的无菌性炎症，容易诱发出现颈椎病的症状。"

"说是通过过度活动能把颈椎的骨刺给磨下去，更是无稽之谈。从颈椎病的发病机制和退变过程，我们应该已经知道了，颈椎的退变、骨刺的形成原因是过度活动和老化。农民手上的老茧就是由于手拿农具过多导致的，干活越多，双手的磨损越多，越容易出现手上的血泡，手上的血泡好了以后，手上的老茧就越来越厚，双手也就越粗糙。养尊处优的人，两只手就比较细嫩，

181

就是这个道理。"

"对了，您看看我的双手，"张医生指着自己的手掌说道："您看我这手掌啊！我在念中学和大学一、二年级的时候，喜欢玩单杠和双杠，几年下来，我的双手掌的掌指关节这个地方，慢慢地长起了一层老茧。当然了，我的这个手掌上的老茧，比起成天干农活的老农民和体操运动员还是差了许多。后来，我的运动兴趣改成了篮球和足球，很少玩单双杠了，于是我手掌上这个地方的老茧也就慢慢下去了，手的这个地方也变得细嫩了，所以您现在已经看不见以前的那些老茧了。但是，您看这里，手指的掌侧面，这里有一些老茧，这是怎么来的？这是我大学毕业后，成了骨科医生，经常用它做手术，骨科手术器械磨起来的新的老茧。"

宋教授仔细研究着张医生的双手，感叹道："还真是的，越用老茧越厚；越不用，多休息，双手就越能变得细嫩。颈椎的骨刺也是这个道理啊！看来越是反复活动，颈椎的骨刺和炎症反应会越严重，也很容易诱发症状！而且，脑袋晃来晃去，还容易把脑袋晃晕啊！"

张医生："颈椎可以向各个方向缓慢地活动，轻轻地前屈、后伸、向左右侧屈，左右旋转，每天做 3 ～ 5 组，每组 10 ～ 15 次，如此大概就够了，这样可以防止肌肉的失用性萎缩，防止颈椎僵硬。过多的活动，就会像我手上老茧的生长过程一样，对颈椎造成不良刺激了。"

五、游泳对于颈椎病高危人群是最好的锻炼方法

宋教授："刚才您说的是颈椎的局部锻炼吧！对于普通大众来说，还是全身的体育锻炼更重要一些吧？平时锻炼身体，有助于降低心脑血管疾病的发病率，有助于提高肺活量，增强全身肌肉关节的力量和灵活性，有助于延年益寿和提高生活质量吧！"

"现在大家进行的全民健身活动越来越多，像跑步啊、骑车啊、游泳啊、爬山啊、打球啊、跳健美操啊、练健美啊、打太极拳啊什么的，运动方式很多，

这些都属于全身锻炼吧？"

"而且体育锻炼有很多好处，有利于强化人体的骨骼肌肉系统，防止骨质疏松；能改善和增强心脑血管系统、呼吸系统和消化系统的功能状况，提高抗病能力，增强机体的适应能力。体育锻炼还能调节人体的紧张情绪，能改善心理状态，保持健康的心态，恢复体力和精力；能提高人的自信心和满足感。"

"体育锻炼还有很多的好处，但是，像我们这些颈椎病高危人群进行全身体育锻炼，有什么忠告吗？"

张医生："是的，全身的体育锻炼很重要，对人体也很有好处，您总结得已经非常全面了，但并不是每一项运动都适合所有人。"

"首先，还是要强调一下，已经有颈椎病症状和颈项疼痛的患者是不适合运动锻炼的，应当休息。等颈椎病已经痊愈，症状完全消失，恢复正常的工作生活以后，再进行锻炼。否则，可能拔苗助长，很容易干扰颈椎病治疗的进程或者导致已经缓解了的症状复发。"

"其实，对于正常人群来说，我们骨科医生建议最好的全身运动锻炼方式就是游泳了。"

"游泳的好处实在是太多了，游泳能够有效提高心肺能力，有助于促进全身的血液循环，对于心脑血管系统很有好处，还有助于提高人的肺活量；游泳能提高新陈代谢，能够有效增加全身能量的消耗；还有，游泳的时候，全身的肌肉都能得到活动和锻炼，可以使四肢肌肉发达，减少腹部的脂肪，这应该是最好的减肥措施了吧？游泳能够帮助塑造最完美的身体外形。游泳的时候，全身几乎所有的关节都能在不负重的情况下进行有效的运动，对于本身有骨关节疾病的患者，有助于改进关节的活动状况，预防肌肉萎缩。"

"对于颈椎病的高危人群来说，在蛙泳的姿势下，不断地抬头换气，也使颈项部的肌肉得到了很好的锻炼。"

"但游泳的时候，应当注意水温要合适，水温太低易于诱发颈腰痛和关节痛的症状，最好能在温水中游泳。温水下的轻微冲刷按摩，对于全身的肌肉，颈项部的肌肉还有一定的按摩保健作用吧。"

宋教授："我也听说游泳应该是不错，但是游泳还得去游泳馆，对场地设备还有一些要求啊！"

六、健步走是一项安全有效的全民健身措施

张医生："是啊，基于我国的基本国情，除了游泳以外，最好的运动大概就是健步走了。"

"健步走好处很多，能比较有效地改善全身血液循环，促进新陈代谢，加强身体的各项生理功能，能增强身体的协调性和灵活性；坚持健步走能够增强心肺功能，降低冠心病、高血压、高血糖、脂肪代谢紊乱等各种慢性病的发病率；健步走还能增强骨质强度，减缓老年性骨质疏松的进展速度。"

"另外，健步走时一边走路，一边呼吸新鲜空气，能够减轻精神压力，可以放松心情，进而缓解压力，使人心情愉悦。"

"健步走比慢跑安全，对下肢的髋膝踝关节以及颈腰椎的椎间盘的冲击损伤要小得多。"

"而且健步走没有时间和场地的限制，无须花费大笔金钱添购器材设备，不分男女老幼，每天都可以进行锻炼，对每个人而言基本上都是适合的。健步走比游泳运动成本更低，更易于普及和推广。"

宋教授接过话头说道："不就是散步走路吗？"

"这个健步走和普通的散步走路还真的不大一样，"张医生，"健步走属于一项运动，不同于平常的散步。健步走的时候，应当挺胸抬头，应当比平时散步的步幅要大一些，速度也要快一些。健步走的速度以每分钟110～130步或每小时6～7千米的速度为佳，也比平常散步要快一些；健步走的行走速度因人而异，以感觉不难受为准；运动强度以心率达到90～120次／分钟为宜，更容易掌握的强度标准是身上微微出汗，同时还能够连续说出整句话。健步走运动每周至少进行3～4次，最好每天走，每次连续走半小时以上或者5000步以上效果比较好。"

"健步走的时候，应当甩开双臂，手肘微弯，这样行走的时候，双上肢包括肩背部的肌肉也能得到活动和锻炼。"

宋教授："这样，上下班路上健步走不就挺好的吗？"

张医生："您说得太对了，现在有越来越多的人走路上下班了，这也被称作'走班族'，'走班族'绝大多数都是冲着健康来的。紧张繁忙的工作，挤占了锻炼的时间和心情，如何做到工作、锻炼两不误？也许'走班'可以成为一种不错的选择。"

宋教授："是啊，我们单位里就有人都已经成为您说的这种名副其实的'走班族'了。"

张医生："是啊，如果上班地点离家比较近，在半小时左右就能到达，那就完全可以走路。即使家距离单位比较远，也可争取走一段路，其他的部分改坐公交地铁。长期健步走上下班的人，心血管疾病、神经衰弱、血栓性疾病和慢性运动系统疾病的发病率都明显低于不喜欢健步运动的人。"

"另外，既然健步走是一项运动，那么它还是有些注意事项的。也应当注意在健步走运动中防止出现对身体的损害。"

宋教授不解地问道："不就是走路吗？哦，这叫健步走，难道对身体还会有损害吗？"

"是的，虽然健步走是一项非常健康安全的运动，但如果不注意，还是有可能导致身体损伤的。"张医生说道，"健步走的时候，地面的冲击力通过下肢向腰椎和颈椎向上传导，首当其冲就是踝关节，然后是膝关节、髋关节，然后再是腰椎和颈椎。长期、高频率的大冲击力必然对踝关节、膝关节、髋关节、腰椎和颈椎造成冲击，容易导致积累性的损伤，容易导致这些部位关节的退变劳损，严重者可以诱发骨关节炎，这就是骨关节脊柱退变老化的发病机制了。"

宋教授："那跑步，还有各种跳跃和球类运动对骨关节和脊柱的冲击损伤不是更大吗？"

张医生："您说得很正确，由于那些是比较传统意义上的正规运动，大家在运动前对于一般的运动损伤都有一些认识，运动前都有一些相应的准备。比方说场地啊，运动鞋啊什么的，运动开始前也有意识地进行一些相应的准备活动，这样可以相应减少一些运动损伤。但对于健步走，很多人并没有意识到这是一项运动，因此很多人进行健步走的时候并没有做好相应的准备工作，也不知道有哪些注意事项。"

宋教授问道："那健步走有哪些注意事项呢？"

"首先，不可以饭后立即健步走。"张医生解释道，"民间有一种说法，'饭后百步走，活到九十九'。这句话其实是有问题的，走路的时候，全身血液流动加速，特别是下肢的血液流动加速，会减少胃肠道的血液供应。所以饱食后立即健步走，会给胃肠造成负担，可能会造成消化不良，所以饭后应该适当休息一段时间后再进行健步走。"

"其次，健步走的时候最好应该穿着专用的、鞋底柔软、弹性良好的运动鞋或慢跑鞋，这样能够减少对踝关节、膝关节、髋关节、腰椎和颈椎造成的冲击和慢性劳损性的损伤。嗯，如果做'走班族'的话，不应该穿布鞋、皮鞋甚至高跟鞋走，最好把上班穿的皮鞋或者高跟鞋放在单位，然后穿着鞋底柔软、弹性良好的运动鞋或慢跑鞋去上班，到了单位再换上上班的鞋子就好了。"

"还有，对于刚才说的'走班族'，在上下班路上健步走的时候，不要随身携带很重的背包或公文包，特别是单肩背的书包或手提包，这样容易造成身体两边肌肉不平衡，长时间可能造成腰酸背痛。也尽量不要背那种很重的双肩背的书包，那样也会加重腰部的负担，加重腰部肌肉劳损的可能。"

"最后，健步走的时候，最理想的情况是应当在操场的塑胶跑道上走，塑胶跑道有弹性，配合鞋底柔软、弹性良好的运动鞋或慢跑鞋，能够更好地减少对我们下肢各个关节还有颈腰椎的冲击和慢性劳损性的损伤。现在有些公园铺设了专供健步走用的塑胶跑道，就是这个道理。"

宋教授："这对健步走锻炼人群太好了！健步走也是国家倡导的一项安全有效的全民锻炼措施吧！"

张医生："是的，在很多国家，人们已经把健步走作为21世纪人类获得健康、长寿、幸福的健身法宝了。放松心情，安步当车，让我们大家一步一个脚印，走出健康之路吧！"

七、剧烈运动要当心

张医生："对于颈椎病的高危人群来说，前面说的游泳和健步走是很好的运动，除此之外，其他的一些运动也是不错的，比方说爬山、体操、自行车等，都是不错的运动，而且也比健步走能够消耗更多的热量，也有更大的运动量。"

"跑步怎么样？我喜欢慢跑的。"宋教授接着说道。

张医生："对于正常人群来说，慢跑也是一项不错的锻炼措施。慢跑能够消耗更多的热量，也有更大的运动量，对于促进新陈代谢，改善全身血液循环很有好处。但是慢跑的时候，身体上下跳跃起伏过大，对下肢的髋关节、膝关节、踝关节以及颈腰椎的椎间盘的冲击损伤较大，长期慢跑容易导致下肢的髋关节、膝关节、踝关节的慢性损伤和劳损，特别是容易诱发或加重膝关节的老年性骨性关节炎，也容易加速颈腰关节的退变。"

"所以，对于您这样从颈椎病保守治疗痊愈的颈椎病高危人群来说，慢跑似乎也是不大适合的，或者说要比较小心。"

"另外，还有一些活动量很大的身体上下跳跃起伏的运动及一些对抗性强的竞技运动，您这样的颈椎病高危人群，也是要小心或者注意的。比方说篮球、排球、足球、羽毛球、网球、健美操、骑马、滑雪等运动可能都要小心，一定要注意安全，适当控制运动量和运动的节奏。一些双方运动员有身体接触的对抗性运动，更容易导致受伤，而颈部受伤可能导致严重的不良后果。因此，运动的时候应当注意减少运动的强度和对抗程度，注意保护，防止受伤。"

"远足和爬山对于颈腰椎病的高危人群来说是没有问题的，但爬山运动容易加重膝关节的慢性损伤和劳损，容易诱发膝关节骨性关节炎，对于有膝关节疼痛的人群来说，爬山是不大适合的。"

宋教授："其实，运动不仅仅是锻炼身体，运动还能使人身心愉悦，获得一定的成功感和自我满足感，完成一些运动项目或在竞技性运动中赢得比赛，还能有成功的喜悦。"

张医生："是的，我们医生鼓励运动和锻炼，身心愉悦和健康的心理状态也很重要。但是，我们要明白获得这些成功的喜悦和自我满足感可能要付出的相应代价，包括对身体的损害。如果是颈腰椎病或四肢骨关节病的高危人群，就更应该注意这些不适当的运动对我们身体可能造成的损害了，我们一定要在运动的愉悦和运动损害中找到合适的平衡点。"

"过度运动后出现颈腰椎或者四肢关节疼痛加重，有人不以为然，其实这是错误的认识。有的人得了颈腰椎病或膝关节、髋关节、踝关节的骨关节病后还不休息，还加强运动，运动后疼痛加重，还认为越疼越要练，这是错误的。"

"其实，疼痛是人类在漫长的生物进化中所获得的一种保护机制，或者说是上帝给予我们的一种保护机制，这就是在告诉我们，这是危险的，快离开，快跑！实际上，疼痛就表明损伤已经或正在发生，告诉我们下次应当避免这种疼痛的发生，避免这种损伤。"

"我们人类也是动物，实际上，疼痛对机体的保护作用，是所有动物的本能啊！"宋教授接过话来说道。

"是的，在这个问题上，您应该有更深刻的认识了。"张医生继续说道，"对于健康的人来说，如果过度运动后出现颈项腰背部还有四肢骨关节的疼痛加重，那么一定要立即停止过度运动，不要再硬挺着坚持啦。"

"看来以后我的运动还是改成游泳或者健步走好一些了！"宋教授似乎又想起了什么，接着说道："张医生，您说您以前也得过神经根型颈椎病，只不过您症状轻，持续时间短，还没有吃药，通过休息就好了。那您也应该属于通过保守治疗痊愈的颈椎病患者了？您也是和我一样的颈椎病高危人群啦？刚才您讲的那些关于休息、运动和锻炼的忠告，对您也是适合的吧！"

说完以后，宋教授偷偷地笑了起来。

"不仅这样，我们也还是属于长期低头工作的人群，还经常连续几个小时低头做手术，可能还应该属于颈椎病更高危的人群吧？"张医生苦笑地说道。

八、驾驶私家车及长途旅行要注意保护颈腰椎

"我记得您说过汽车司机颈椎也更容易退变劳损，现在我们很多人都有了私家车，如果长时间开车、路况不好，常常急刹猛拐，城里红绿灯多，路上人多、车多，不停地起步踩刹车，我们的颈椎也随之顶着重重的脑袋前后左右晃来晃去的，颈部的肌肉也跟着一会儿紧张，一会儿松弛，也应该更容

易导致颈部骨骼和肌肉的损伤和劳损，也容易诱发颈椎病吧！"宋教授接过张医生的话继续说道。

"是的，应该是这样的。"张医生表示赞同地说道，"颈腰椎病是退化性的疾病，受伤、受凉、劳累和劳损性因素是导致其症状加重的重要诱因。长期开车、坐车，对已经有神经损害症状或颈腰疼痛的患者更是如此，汽车的颠簸、起步、刹车、拐弯等动作，都可能会导致颈腰椎的轻微损伤。"

"现在还有很多人喜欢长途自驾游，以领略祖国大好河山。但是有时候路况并不是很好，很多时候还会碰到坑坑洼洼不平的'搓板路'，在这样的道路上行驶，剧烈的颠簸都会把人的屁股颠痛，对于像您这样本身颈腰椎就有毛病的人，或者说颈椎病的高危人群，脆弱的颈腰椎更容易受到损伤，长期在这些道路上行驶的司机，其颈腰椎的劳损性损伤可能要比常人严重得多。"

"在城市道路上行驶的汽车，虽然路面上平整，但总有堵车、红绿灯的变换、突然横穿马路的行人等，还有的驾驶员为了抢行而常常急刹猛拐，颈腰椎也因此而晃来晃去，有可能受到劳损性的损伤。"

"对于我们私家车司机来说，开车的时候应当注意车速均匀，路面情况复杂的时候，在城区、国道行驶的时候，尽量匀速缓行，尽量不要急刹猛拐，起步刹车时加油或刹车用力要缓慢。碰见路面情况不好的时候，更是要行驶缓慢，尽量避免车辆的急速晃动。这样既是对乘车的家人的保护，也是对自己颈腰椎很好的保护，可以减少对颈腰椎的劳损性损伤。"

"其实，相对最好的是在高速公路上驾车行驶，没有红绿灯，没有堵车，也没有突然横穿马路的行人，一般都是匀速行进，车的速度变化、拐弯以及颠簸都很小，乘车人和司机的颈腰椎前后左右晃动摇摆的幅度要小得多。"

"嗯，高速公路是不错的，"宋教授说，"开得快，省时间，减少车的磨损，还对司机和乘客的健康有利，花点高速公路的过路费还是值得的。"

张医生继续说道："另外，寒冷的刺激对颈椎也是不利的，也容易诱发颈椎病的症状或导致颈项部的疼痛。夏天开车的时候，一定不要贪凉，注意不要让空调出风口对着自己的头面颈项部使劲儿吹，防止自己的颈部长期受到冷空气的不良刺激和影响。"

"还有，司机开车的时候精力高度集中，长期保持一个姿势，容易导致颈腰部的肌肉疲劳，进而出现颈腰部僵硬、酸痛不适的症状。那么司机在停车间歇的时候，比方说等红灯时，在保证安全的前提下，司机可以忙里偷闲地稍稍歇一歇，比方说伸伸懒腰、活动活动脖子等，这样有助于改善颈腰部局部的肌肉痉挛，改善血液循环，可以防止颈腰部肌肉的疲劳，减少出现颈腰部酸痛僵硬症状的可能性。"

"休息是缓解颈腰部酸痛、疲劳症状最有效的手段，也是缓解颈腰椎病症状的基础方式。我们私家车司机一旦出现了颈腰部的疼痛症状，应当尽可能地减少或避免开车，应该尽量休息，否则连续劳累、连续疲劳，易于加重症状。出现颈部疼痛症状或其他颈椎病症状的时候开车，也会出现颈部活动受限，对车外情况观察不足，或者操作不灵、反应迟钝的现象，这些都会增加意外发生风险。"

宋教授："嗯，开车是应该注意适当休息的，《中华人民共和国道路交通安全法》中也有相应规定，连续开车 4 个小时，应停车休息，停车休息时间不少于 20 分钟，否则就属于违法行为了！"

"您对于法律条款是烂熟于胸啊！真是守法的好公民。"张医生又伸出了大拇指。

宋教授似乎又想起了什么，"对了，对于像我们这样的颈椎病高危人群，如果需要经常外出坐车长途旅行，有什么好的建议吗？"

"啊，您的问题也很重要的，"张医生回答道，"刚才说了，颈腰椎病是退化性的疾病，受伤、受凉、劳累和劳损性因素是导致其症状加重的重要诱因。长期坐汽车旅行对颈腰椎的高危人群也是有一定不利影响的，如果路面情况不好，对乘车人和司机的影响应该是一样的。

"有些野外工作人员、拖拉机或汽车驾驶员，还有一些经常跑基层工作的基层官员，天天坐车在路况不是很好的乡间路上跑来跑去，每天坐车时间长，路况还不好，颈腰椎就容易出毛病，或者原来就有颈腰椎病的很容易加重症状或导致症状复发。"

"我多年前的一位乡下来的脊髓型颈椎病患者来北京看病，本来四肢活动不灵活，坐了一天的长途汽车，从乡里坐长途车到县里，再转长途车到北京，最后到了医院后四肢麻木无力的症状明显加重，都需要人搀扶着才能走路了。"

"啊！还有这么严重的情况啊！"宋教授不禁瞪大了眼睛。

"所以，"张医生继续说道，"对于颈腰椎病的高危人群来说，如果要长途旅行，最好的出行方式是坐火车的卧铺，长途旅行期间还能卧床，颈腰椎能得到很好的休息；其次是高铁或动车，行驶速度快，还非常平稳，时间相对比较短，对颈腰椎基本没有损害；再其次是飞机，速度更快，耗时更短，但飞机在降落和空中飞行的时候，遇到气流可以产生巨大颠簸，对颈腰椎也有一定损害；最后的选项就是汽车了，最好选择走高速公路的汽车，而且是专业的大巴车司机驾驶的大巴车好一些，他们开车一般更平稳一些，颠簸更小一些，对颈腰椎的损害也应该小一些。"

"长途自驾游呢，能够体会到自驾游的乐趣；长途坐车旅游，也能游览祖国的大好河山，陶冶性情。但是要明白这样对颈腰椎可能的潜在危害，特别是已经有症状的颈腰椎病患者，或者像您这样的颈腰椎病高危人群，还是要小心一些为好。应当在游玩的乐趣和潜在的不良损害之间寻找到合适的平衡点。"

"长途坐汽车旅行的时候，不妨戴一个颈围领，或者用那种'U'形充气枕保护一下，可能更好一些。"